荣　获

◎ 第七届统战系统出版社优秀图书奖

◎ 入选原国家新闻出版广电总局、全国老龄工作委员会
办公室首届向全国老年人推荐优秀出版物名单

◎ 入选全国图书馆2013年度好书推选名单

◎ 入选农家书屋重点出版物推荐目录（2015年、2016年）

乙型肝炎

（第三版）

名医与您谈疾病丛书

学术顾问◎钟南山　陈灏珠　郭应禄　王陇德

总　主　编◎吴少祯

执行总主编◎夏术阶　李广智

主　　　编◎王灵台

葛均波　张雁灵　陆　林

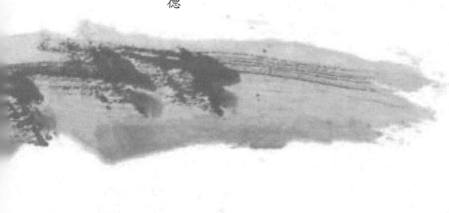

中国健康传媒集团

中国医药科技出版社

内 容 提 要

　　本书为《名医与您谈疾病丛书》之《乙型肝炎》的第三版，重点介绍了中医、西医关于乙型肝炎的发病情况、病因、症状、诊断、治疗、康复与预防保健的相关知识。全书以问答的形式详细介绍了乙型肝炎的基本常识、发病机制及诊断、治疗、预防保健等相关知识，有利于疾病的早期发现、早期诊断及治疗。本书适合乙肝患者及其家属阅读，也可供临床医生、基层医务工作者参考。

图书在版编目（CIP）数据

　　乙型肝炎 / 王灵台主编 . — 3 版 . — 北京：中国医药科技出版社，2021.1
（名医与您谈疾病丛书）

　　ISBN 978-7-5214-2080-7

　　Ⅰ.①乙…　　Ⅱ.①王…　　Ⅲ.①乙型肝炎—防治—问题解答　　Ⅳ.① R512.6-44

　　中国版本图书馆 CIP 数据核字（2020）第 197103 号

美术编辑　　陈君杞
版式设计　　南博文化

出版　**中国健康传媒集团** | 中国医药科技出版社
地址　北京市海淀区文慧园北路甲 22 号
邮编　100082
电话　发行：010-62227427　邮购：010-62236938
网址　www.cmstp.com
规格　710×1000mm $^1/_{16}$
印张　14 $^3/_4$
字数　225 千字
初版　2009 年 4 月第 1 版
版次　2021 年 1 月第 3 版
印次　2024 年 7 月第 4 次印刷
印刷　三河市万龙印装有限公司
经销　全国各地新华书店
书号　ISBN 978-7-5214-2080-7
定价　**39.00 元**

获取新书信息、投稿、为图书纠错，请扫码联系我们。

出版者的话

党的十八大以来，以习近平同志为核心的党中央把"健康中国"上升为国家战略。十九大报告明确提出"实施健康中国战略"，把人民健康放在优先发展的战略地位，并连续出台了多个文件和方案，《"健康中国2030"规划纲要》中就明确提出，要加大健康教育力度，普及健康科学知识，提高全民健康素养。而提高全民健康素养，有效防治疾病，有赖于知识先导策略，《名医与您谈疾病丛书》的再版，顺应时代潮流，切合民众需求，是响应和践行国家健康发展战略——普及健康科普知识的一次有益尝试，也是健康事业发展中社会治理"大处方"中的一张有效"小处方"。

本次出版是丛书的第三版，丛书前两版出版后，受到广大读者的热烈欢迎，并获得多项省部级奖项。随着新技术的不断发展，许多观念也在不断更新，丛书有必要与时俱进地更新完善。本次修订，精选了44种常见慢性病（有些属于新增病种），病种涉及神经系统疾病、呼吸系统疾病、消化系统疾病、心血管系统疾病、内分泌系统疾病、泌尿系统疾病、皮肤病、风湿类疾病、口腔疾病、精神心理疾病、妇科疾病和男科疾病等，分别从疾病常识、病因、症状表现、诊断与鉴别诊断、治疗和预防保健等方面，进行全方位的解读；写作形式上采用老百姓最喜欢的问答形式，活泼轻松，直击老百姓最关心的健康问题，全面关注患者的需求和疑问；既适用于患者及其家属全面了解疾病，也可供医务工作者向患者介绍病情和相关防治措施。

　　本丛书的编者队伍专业权威，主编都长期活跃在临床一线，其中不乏学科带头人等重量级名家担任主编，七位医学院士及专家（钟南山、陈灏珠、郭应禄、王陇德、葛均波、陆林、张雁灵）担任丛书的学术顾问，确保丛书内容的权威性、专业性和前沿性。本丛书的出版不仅是全体患者的福音，更是推动健康教育事业的有力举措。

　　本丛书立足于对疾病和健康知识的宣传、普及和推广工作，目的是使老百姓全面了解和掌握预防疾病、科学生活的相关知识和技能，希望丛书的出版对于提升全民健康素养，有效防治疾病，起到积极的推动作用。

中国医药科技出版社

2020年6月

再版前言

乙型病毒性肝炎（简称乙型肝炎）是我国高发的常见传染病。据统计，我国约有9000万人感染乙型肝炎病毒，慢性乙型肝炎患者2300余万。每年约有100万人死于与病毒性肝炎相关的疾病，长期以来，防治病毒性肝炎特别是乙型肝炎已成为我国卫生领域的重大课题。

乙型肝炎是难治的慢性病之一，临床上常遇因未及时诊断或因医师和病家未及时正确治疗而致演变成肝硬化及原发性肝癌的病例，作为一名肝病专业医师，总感忧虑遗憾。纵观目前乙型肝炎防治概况，深感除临床、科研之外，普及乙型肝炎的防治知识是一项重要的任务，必须通过各种渠道传播科学、合理、正确的防治知识，使广大乙型肝炎患者和医务工作者真正做到早诊断、早治疗，有效地阻断肝炎—肝硬化—肝癌的疾病链。

古代文学家柳宗元曰："言而无实，罪也。"说的是无论什么话，都要实事求是，有根有据。可惜目前社会上却有不少所谓的科普专家，不明真相，夸大其词，贻误疾病，后果严重。因此作为一名肝病领域的医生，我更有责任向社会大众传播科学和知识。

本丛书中的《乙型肝炎》一辑，汇集多名肝病专家，以深入浅出的问答方式，从乙型肝炎的常识、病因、症状、诊断、治疗、康复和预防等方面作了全面、简洁、重要的介绍，并包含了西医学、中医药学防治乙型肝炎的新进展，可供乙型肝炎患者和专业医务工作者参考。

科学普及是一项高尚的事业，笔者认为"言而无用，过也"。如果读书之后，读者却一无收获和用处，那是我们的过失。倘若读后对乙型肝炎有了正确的认识，并能指导乙型肝炎的诊治、康复和预防，则对病家、医家乃至整个社会都是一件实在的好事，而这正是我们所希望的。

王灵台

2020年9月

目录

常识篇

病因篇

治 疗 篇

康复篇

预防篇

常 识 篇

◆ 肝脏有哪些重要结构与功能?
◆ 病毒性肝炎有哪几种?
◆ 乙型肝炎的分类有哪些?
◆ 什么是乙型肝炎病毒携带者?
◆ 小儿乙型肝炎有何特点?
◆ ......

肝脏在身体的什么位置？

肝脏是人体中最大的腺体，也是最大的实质性脏器，肝脏位于人体的右季肋部和上腹部。我国成年人的肝脏重量，男性为1230~1450g，女性为1100~1300g，占体重的1/40~1/50。在胎儿和新生儿时，肝的体积相对较大，可达体重的1/20。中国人的肝长径、阔径为25cm×15cm。

肝脏的位置受韧带的牵拉、膈肌位置的高低、腹腔内压和胸廓形状等因素的影响。一般情况下，正常人仰卧时肝脏上界在第5肋间，下界不超过肋弓，所以在正常情况下肝脏在右肋缘下不易触及（小儿多可触及），瘦长型体型的人肝多为直位，也可在剑突下触及。韧带松弛、张力减低可发生肝下垂。肝下垂时其下缘可位于第7肋间，下缘则超出右肋缘下，上腹部可达剑突下3~5cm。

肝脏有丰富的血液供应，呈现棕红色，质软而脆。肝右端圆钝厚重，左端窄薄呈楔形，有上、下两面，前后左右四缘。上面隆凸贴于膈，由镰状韧带分为左、右两叶；下面略凹，邻接附近脏器，此面有略呈H形的左右纵沟及横沟，右侧沟窄而深，沟前部有肝圆韧带，右纵沟阔而浅，前部有胆囊窝容纳胆囊，后部有下腔静脉窝通过下腔静脉。横沟内有门静脉、肝动脉、肝管、神经及淋巴管出入称为肝门。

肝的邻近脏器为左叶上面膈邻近心包和心脏。右叶上面膈邻近右胸膜腔和右肺，因此肝右叶脓肿有时侵蚀膈面而波及右胸膜腔和右肺。右叶后缘内侧邻近食道，左叶下面接触胃前壁，方叶下接触幽门，右叶下面前边接触结肠右曲，中部近肝门处邻接十二指肠。后边接触肾和肾上腺。

肝以肝内血管和肝内裂隙为基础，可分为五叶、四段：即左内叶、左外叶、右前叶、右后叶与尾叶；左外叶又分为左外叶上、下段，右后外又分为右后叶上、下段。肝脏被许多条韧带固定于腹腔内，肝脏表面被灰白色的肝包膜包裹着。肝脏的血液供应3/4来自门静脉，1/4来自肝动脉。门静脉的终支在肝内扩大为静脉窦，它是肝小叶内血液流通的管道。肝动脉是来自心脏的动脉血，主要供给氧气，门静脉收集消化道的静脉血主要供给营养。

肝脏有哪些重要结构与功能？

肝脏是人体内最大的实质性器官，也是最大的消化腺。也是体内新陈代谢的中心站。据估计，在肝脏中发生的化学反应有500种以上，实验证明，动物在完全摘除肝脏后即使给予相应的治疗，最多也只能生存50多个小时。这说明肝脏是维持生命活动的一个必不可少的重要器官。肝脏的血流量极为丰富，1/4来自肝动脉，另外3/4由门静脉提供，为肝脏带来胃肠道吸收的物质。每分钟进入肝脏的血流量为1000~1200ml。肝脏的主要功能是进行糖的分解、贮存糖原；参与蛋白质、脂肪、维生素、激素的代谢；解毒；分泌胆汁；吞噬、防御功能；制造凝血因子；调节血容量及水电解质平衡；产生热量等。在胚胎时期肝脏还有造血功能。

（1）肝脏的胆汁分泌作用：肝细胞能不断地生成胆汁酸和分泌胆汁，胆汁在消化过程中可促进脂肪在小肠内的消化和吸收。每天有600~1100ml的胆汁，经胆管输送到胆囊。胆囊起浓缩、储存和排放胆汁的功能。

（2）肝与糖代谢：单糖经小肠黏膜吸收后，由门静脉到达肝脏，在肝内转变为肝糖原而贮存。一般成人肝内约含100g肝糖原，仅够禁食后24小时之用。肝糖原在调节血糖浓度以维持机体稳定性中具有重要作用。当劳动、饥饿、发热时，血糖大量消耗，肝细胞又能把肝糖原分解为葡萄糖进入血液循环，所以患肝病时患者血糖常有变化。

（3）肝与蛋白质代谢：由消化道吸收的氨基酸在肝脏内进行蛋白质合成、脱氨、转氨等作用，合成的蛋白质进入血循环供全身器官组织需要。肝脏是合成血浆蛋白的主要场所，由于血浆蛋白可作为体内各种组织蛋白的更新之用，所以肝脏合成血浆蛋白的作用对维持机体蛋白质代谢有重要意义。肝脏将氨基酸代谢产生的氨合成尿素，经肾脏排出体外。所以肝病时会出现血浆蛋白减少和血氨升高。

（4）肝与脂肪代谢：肝脏是脂肪运输的枢纽。消化吸收后的一部分脂肪进入肝脏，以后再转变为体脂而贮存。饥饿时，贮存的体脂可先被运送到肝脏，然后进行分解。在肝内，中性脂肪可水解为甘油和脂肪酸，此反应可被肝脂肪酶加速，甘油可通过糖代谢途径被利用，而脂肪酸可完全氧化为二氧化碳和水。肝脏还是体内脂肪酸、胆固醇、磷脂合成的主要器官之一。当脂肪代谢紊乱时，可使脂肪堆积于肝脏内形成脂肪肝。

（5）热量的产生：水、电解质平衡的调节，都有肝脏的参与。安静时机体的热量主要由身体内脏器官提供。在劳动和运动时产生热的主要器官是肌肉。在各种内脏中，肝脏是体内代谢旺盛的器官，安静时，肝脏血流温度比主动脉高0.4~0.8℃，说明其产热较大。

（6）维生素、激素代谢：肝脏可贮存脂溶性维生素，人体95%的维生素A都贮存在肝内，肝脏是维生素C、D、E、K、B_1、B_6、B_{12}、烟酸、叶酸等多种维生素贮存和代谢的场所。正常情况下血液中各种激素都保持一定含量，多余的经肝脏处理失去活性。当患肝病时，由于雌激素灭活障碍，醛固醇和血管升压素灭活障碍而出现肝掌、毛细血管扩张、水肿等临床表现。

（7）解毒功能：在机体代谢过程中，门静脉收集来自腹腔的血液，血中的有害物质及微生物毒性物质，将在肝内被解毒和清除。肝脏解毒主要有4种方式：①化学方法，如氧化、还原、分解、结合和脱氧作用；②分泌作用，一些重金属如汞，以及来自肠道的细菌，可随胆汁分泌排出；③蓄积作用；④吞噬作用。肝脏是人体的主要解毒器官，它可保护机体免受损害，使毒物成为无毒的或溶解度大的物质，随胆汁或尿排出体外。

（8）防御功能：肝脏是最大的网状内皮细胞吞噬系统。肝静脉窦内皮层含有大量的库普弗细胞，有很强的吞噬能力，门静脉血中99%的细菌经过肝静脉窦时被吞噬。因此，肝脏的这一滤过作用的重要性极为明显。

（9）调节血液循环量：正常时肝内静脉窦可以贮存一定量的血液，在机体失血时，从肝内静脉窦排出较多的血液，以补偿周围循环血量的不足。

（10）制造凝血因子：肝脏是人体内多种凝血因子的主要场所，人体内有12种凝血因子，其中4种都是在肝内合成的。肝病时可引起凝血因子缺乏造成凝血时间延长及发生出血倾向。

（11）肝脏的再生能力：成人肝脏重达1500g左右，是腹腔中最大的器官，而且1分钟流经肝脏的血液量亦高达1000ml以上。肝脏即使被割掉一半，或者受到严重伤害，残留的正常肝细胞仍能照常从事其工作。实验证明，把鼠肝切掉一半后，老鼠照常进食并且朝气蓬勃地活着，检查其肝功能指标往往仍正常。在人类，若肝脏内长了大小不等的多个瘤块，或癌肿已使肝脏变形，但只要这些占位性病变不压迫汇管区，只要尚存300g以上的健康肝组织，患者饮食方面仍无明显症状，肝功能也无太大障碍。经手术切除75%肝脏的老鼠于3周后便能恢复原状，同样情况下，狗需8个星期，人类则需4个月左右。由此可见，肝脏具有其他器官无法比拟的旺盛的再生和恢复能力。

中医的"肝"与西医的"肝"有何不同？

中医学认为：肝属五脏之一，位于肋部，其主要生理功能是藏血，主疏泄，主筋，其华在爪，开窍于目，与胆相表里。

中医学对肝生理功能的认识主要体现在以下几个方面。

（1）主疏泄而调畅气机：疏泄即疏通、畅达、宣泄之意。在正常情况下，肝就是依其调达疏泄之性来保证其本身和其他脏腑的正常活动。肝主疏泄主要体现如下。

①调畅情志：中医认为人的精神情志状态与肝有密切的关系。肝疏泄正常，气机调达，则精神畅悦，疏泄失其常度则引起神志方面的改变，肝气郁结，则见胸胁胀满，郁郁不乐，多疑善虑，甚则闷闷欲哭；若肝气亢奋，则见急躁易怒，失眠多梦，头涨头痛，目眩头晕等症。反之，任何情志的刺激则都可导致肝气的郁结和逆乱，气机不调等病变。所以有"肝喜条达而恶抑郁""怒伤肝"之说。

②调达气血：肝主疏泄，可调达气血，使气血环流不休，从而保证各个脏腑活动的正常进行。若肝气抑郁，气机郁滞不畅，常可引起血行受阻，气滞血瘀，或为气血逆乱。常见的肝气郁结者多有两胁胀痛、胸闷不畅。

③运脾胃：促进消化，以助吸收，消化吸收功能活动的正常进行需要脾胃之气的升降和胆汁的分泌，而脾胃升降和胆汁的分泌又必须依赖肝的正常疏泄。如肝失疏泄，除了出现胸胁胀痛，急躁易怒等肝气郁结的症状外，常常有嗳气呕恶、腹胀腹泻的症状，还可影响到脾胃的消化，从而出现消化功能不良的病变。

④通三焦：肝主疏泄、调畅气机，还有通利三焦、疏通水道的作用。若肝失疏泄，则气机不畅，瘀血阻滞，经脉不利以致水道失于通畅，引起水肿、腹水等症状。

（2）主藏血而调节血量：肝有储藏血液和调节血量的功能。血液在人体保持一定衡量，以供机体之需要，当人体进行剧烈活动或白天从事其他活动时，机体需血量就多，而当夜间睡眠或休息时，则机体需血量相应减少。需血量多时，肝脏就排出贮存的多余血液；需血量少时，则多余血量又归于肝脏。古人认为肝为藏血之脏，藏血这一生理过程对人体的正常代谢非常重要，"治一切血症总不外乎理肝也""补血者，总以补肝为要"。

（3）养筋脉而充润爪甲：筋膜是一种联络关节、肌肉、专司运动的组织。肝主筋，主要是由于筋膜有赖于肝血的滋养。只有肝血充盈，才能维持筋膜的正常运动。若肝血不足，血不养筋，即可出现手足震颤，肢体麻木、屈伸不利等症状；若热邪劫伤津液，血不营筋，则出现四肢抽搐，甚则牙关紧闭、角弓反张等表现，亦称为"肝风内动"。"爪为筋之余"，肝血的盛衰，亦可影响到指（趾）甲的枯荣。肝血充足，则筋强力壮，指（趾）甲坚韧；肝血虚，筋弱无力，指（趾）甲多软而薄，枯而色灰。

（4）肝开窍于目：五脏六腑的精气皆上注于目。因此，目与五脏六腑都有内在的联系，但主要是肝。

（5）肝与胆互为表里：肝的疏泄功能正常与否，直接影响胆汁的分泌、排泄。中医的整体观认为，人体脏腑气血是一个有机的整体，靠相互协调和制约来保证其完成生理功能，肝脏亦然。以肝而言，其正常的生理功能有赖于肾水之滋养，营血之濡润，肺金之制约，脾土之栽培，方遂其条达畅茂之性，得为柔和之体，为无病之肝，四者若失其一，兼或气血失调，皆可变生疾病，同时肝的疏泄周转功能又有助于脾胃气机的升降、饮食的消化和吸收、肺气宣发和敷布、胆汁的排泄及气血的周转，它们是一个生命活动的有机整体，共同协调、维持脏腑气血的平衡。

西医的"肝"明确是位于上腹部的一个独立器官，具有多种代谢以及分泌、排泄、生物转化等方面的功能；中医的"肝"则是一个系统，除了指与西医相同的解剖概念的肝以外，还包括胆。肝脉起于足大趾，上行环阴器，过少腹，挟胃，属肝络胆，贯膈布胁肋，循喉咙，连目系，上巅顶。中医"肝"的生理、病理涵盖面也大于西医的"肝"。

病毒性肝炎有哪几种？

我国是肝病多发地区，尤其是病毒性肝炎。目前病毒性肝炎从病原学分类，有甲型肝炎（甲肝病毒，HAV）、乙型肝炎（乙肝病毒，HBV）、丙型肝炎（丙肝病毒，HCV）、丁型肝炎（丁肝病毒，HDV）、戊型肝炎（戊肝病毒，HEV）、庚型肝炎（庚肝病毒，HGV）、经输血传播肝炎（TTV）。

临床上，患者虽然以感染某一种肝炎病毒为多见，但两种甚至两种以上肝炎病毒感染（重叠感染和混合感染）情况亦不少见。由于丁型肝炎病毒是一种缺陷病毒，其病毒存在和复制均必须依赖乙型肝炎病毒表面抗原组成其被膜，因此丁型病毒感染必须同时感染乙型肝炎病毒（混合感染、联合感染）或继发于乙型肝炎病毒感染之后（伴发感染、重叠感染），不存在单纯的丁型肝炎病毒感染所引起的丁型肝炎。临床上，感染两种及两种以上肝炎病毒的情形主要以慢性乙型肝炎基础上合并感染甲肝病毒、丙肝病毒、丁肝病毒、戊肝病毒和慢性丙肝基础上感染甲肝病毒、乙肝病毒、戊肝病毒为多见。

甲肝、戊肝为急性自限性病毒性感染，感染后获终身免疫力，一般认为不会发生慢性感染，但偶有再次感染的报道。乙型肝炎、丙型肝炎、丁型肝炎、庚型肝炎和TTV肝炎感染有多种形式，如无症状病毒携带状态、急性感染、慢性感染等。

对于非肝炎特异性病毒所引起的病毒性肝炎，目前正渐渐引起人们的重视。这些病毒在引起其器官组织特异性病变的同时，亦引起肝脏非特异性损伤。常见的非肝炎特异性病毒包括：疱疹病毒（如巨细胞病毒和EB病毒等）、肠道病毒（如柯萨奇病毒）、呼吸道病毒（如流感病毒和腮腺炎病毒等）、虫媒病毒（如黄热病毒和出血热病毒）等。其中又以巨细胞病毒、EB病毒引起的慢性肝炎更为多见，应引起临床医生和具有明显病毒感染特征的非肝炎病毒感染患者的高度重视。

上述7种病毒性肝炎在病原学、血清学以及临床病程、肝脏器官损害等多方面均有所不同，但甲型、乙型、丙型、丁型、戊型或其他病毒引起的肝炎，其临床表现却颇类似。因此，仅从临床症状和体征对每一位患者很难区别是哪种肝炎。根据7种类型的病毒性肝炎的临床表现中的共性，用于诊断的临床类型分成以下几种。

（1）急性黄疸型肝炎（少数可发展成为重型肝炎）。

（2）急性无黄疸型肝炎（部分患者迁延不愈或反复发作，可发展为慢性，以乙型、丙型、丁型肝炎为多见）。

（3）慢性肝炎（轻型、中型、重型）。包括1995年前主要从病理角度区分的慢性迁延性肝炎和慢性活动性肝炎。甲型、戊型肝炎一般不转为慢性。

（4）淤胆型肝炎。

（5）重型肝炎（急性、亚急性、慢性重型）。

（6）肝炎后肝硬化（代偿期和失代偿期；静止期和活动期）。

病毒性肝炎是最常见的肝病，慢性病毒性肝炎长期不愈可导致肝硬化和原发性肝癌。临床上，其他肝病，尤其是脂肪肝和脂肪性肝炎、药物性肝损伤、自身免疫性肝炎、原发性胆汁性肝硬化、原发性硬化性胆管炎等的发病率也越来越高。

另外，遗传性肝病在临床上也不少见，如遗传性高胆红素血症、肝豆状核变性（Wilson病）、肝糖原累积病、α_1-抗胰蛋白酶缺失症等。

乙型肝炎在全球的危害有多大？

感染乙型肝炎病毒使肝脏发生炎症及肝细胞坏死持续6个月以上称为慢性乙型肝炎。慢性肝炎可由各种不同原因引起，因此不是一个单一的疾病，而是一个临床和病理学的综合征。慢性乙型肝炎可由急性乙型肝炎发展而来，成人乙型肝炎约10%发展为慢性肝炎，更有相当多的人首次发病即会表现为慢性肝炎，或在病毒携带过程中出现肝脏炎症活动。

HBV感染呈世界性流行，但不同地区HBV感染的流行强度差异很大。据WHO报道，全球约有2.57亿慢性HBV感染者，2015年约有88.7万人死于HBV感染相关疾病，其中，肝硬化和原发性肝细胞癌（hepatocellular carcinoma，HCC）死亡分别占52%和38%。目前我国一般人群HBsAg流行率为5%~6%，慢性HBV感染者约7000万例，其中CHB患者为2000万~3000万例。

乙型肝炎在全球的流行情况可分为三类。

（1）低流行区：乙型肝炎病毒表面抗原携带率<2%，如北欧、中欧、北美地区和澳大利亚、英国等国家。

（2）中流行区：乙型肝炎病毒表面抗原携带率在2%~8%，如南欧、东欧、地中海地区、西亚、南亚地区及日本、苏联等国家。

（3）高流行区：乙型肝炎病毒表面抗原携带率≥8%，如东南亚和非洲地区。

乙型肝炎在我国的发病率如何？

我国感染乙型肝炎病毒人数为6.9亿，乙型肝炎病毒表面抗原携带者约9800万，我国每年报告乙型肝炎新发病例数约50万，约占全国甲、乙类传染病报告发病总人数的1/4。乙型肝炎患病率为1000/10万。据调查，目前全国现有患慢性病毒性肝炎患者约2700万人，每年死于与乙型肝炎相关的肝病约28万人，其中50%为原发性肝细胞癌。我国两次大规模流行病学调查结果显示：我国1~59岁一般人群HBsAg携带率为7.18%，据此推算，我国现有的慢性HBV感染者约9300万人，其中慢性乙型肝炎患者约2000万例，其中男性为11%，明显高于女性的8%；5岁以下儿童的HBsAg携带率仅为0.96%。乡村10%明显高于城市的8%，1~5岁幼儿组的年递增率明显高于其他年龄组，江南地区明显高于江北地区，东部沿海地区平均为10.8%高于西北地区的8.5%，华北地区为相对较低流行地区（5.5%），中南和华东部分省市为最高流行地区。全国乙型肝炎病毒表面抗体（抗–HBs）阳性率为27.4%，乙型肝炎病毒核心抗体（抗–HBc）阳性率为49.8%；感染过乙型肝炎病毒的总流行率为57.63%。感染流行率随年龄的增长而增长，但50岁以后呈逐渐下降的趋势。

调查中国南方地区7个民族部分人群乙型肝炎病毒感染情况，结果血清HBsAg总阳性率为15.3%，以藏族和瑶族最高，HBsAg的阳性率分别为26.2%及24%。黎族和维吾尔族感染率较低，HBsAg阳性率分别为7.0%及5.3%。另一报道经调查分析认为，HBsAg阳性携带率与遗传有关，遗传决定了某些人的易感性，且家族共居时间越长，感染概率越大。因暴露与乙型肝炎病毒的频率和强度不同使不同的职业人群乙型肝炎病毒感染率有一定的差异。调查发现医务人员（血液透析、外科、口腔科、化验室）的HBsAg携带率和乙型肝炎发病率比一般人群高数倍。性工作者、犯人中的乙型肝炎病毒感染率在我国高达85%以上。我国HBsAg亚型以adr为主，占59.6%，adw占34.2%，ayw占5.1%。

2014年，中国CDC对全国1~29岁人群乙型肝炎血清流行病学调查结果显示，1~4岁、5~14岁和15~29岁人群HBsAg流行率分别为0.32%、0.94%和4.38%，与1992年比较，分别下降了96.7%、91.2%和55.1%。据估计，目前我国一般人群HBsAg流行率为5%~6%，慢性HBV感染者约7000万例，其中CHB患者为2000万~3000万例。HBV经母婴、血液（包括皮肤和黏膜微小创伤）和性接触传播。在我国实施新生儿乙型肝炎疫苗免疫规划前，HBV以母婴传播为主，占30%~50%。

什么是HBV cccDNA？

HBV cccDNA的全称是乙型肝炎病毒共价闭合环状DNA，是乙型肝炎病毒基因组复制中间体mRNA和前基因组RNA的合成模板。HBV DNA复制周期，开始于共价闭合环状DNA（cccDNA），cccDNA转录为前基因组RNA；反转录为负链DNA；再合成正链DNA；双链DNA又成熟为cccDNA，是一个连续的过程。HBV cccDNA是HBV持续感染的关键因素，是乙型肝炎病毒复制的"发动机"，也是抗病毒治疗结束后乙型肝炎复发的主要原因，对于乙型肝炎病毒的复制以及感染状态的建立具有十分重要的意义。乙型肝炎病毒复制是一种保守的机制，在转录后模板仍然完整。cccDNA的形成是乙型肝炎病毒侵入后在细胞内进行复制的起始步骤。

HBV cccDNA虽然含量较少，每个肝细胞内只有5~50个拷贝，但对乙型肝炎病毒以及感染状态的建立，有十分重要的意义。HBV cccDNA是乙型肝炎病毒复制最特异性的指标，其灵敏性和准确性要超过目前常用的HBV DNA检测。其监测被认为是目前评价抗HBV疗效或临床治愈的"金标准"。临床和实验发现，一些乙型肝炎患者的血液检查HBV DNA已经呈阴性，但是病情并未缓解，患者病毒复制并未停止，原因在于患者病毒核心的"发动机"并未捣毁。要想真正了解乙型肝炎病毒复制情况、传染性和抗病毒治疗的效果，最为权威的指标应该是HBV cccDNA，乙型肝炎治疗只有清除了细胞核内的HBV cccDNA，才能彻底清除乙型肝炎患者病毒携带状态。目前通过化验可以检测出外周血单核细胞内和肝组织的HBV cccDNA，这样可以避免和克服以往乙型肝炎病毒指标检测的局限性。

HBV cccDNA的检测对了解乙肝病毒复制状态具有重要的意义。首先，HBV cccDNA可作为评价抗乙型肝炎病毒药物的新指标。外周血及肝细胞内HBV cccDNA的动态定量检测，可以作为乙型肝炎治疗是否取得疗效和乙型肝炎病毒是否得到抑制的可靠指标，也可以作为乙型肝炎患者是否可以停用抗病毒药物和判断乙型肝炎复发的有效指标。再者，检测HBV cccDNA可作为评价乙型肝炎病毒是否能感染肝外组织的客观指标之一。乙型肝炎病毒不仅是一种嗜肝病毒，一些肝外组织也可检测到乙型肝炎病毒，如肾脏、胰腺以及外周血单核细胞等，通过对人体其他组织器官的HBV cccDNA检测，可以了解到肝外组织中乙型肝炎病毒的感染情况。检测HBV cccDNA还可作为评价乙型肝炎患者病情和传染性的强弱的指标。临床研究发现，70%以上中度或重度乙型肝炎患者血清HBV cccDNA呈阳性，说明乙型肝炎患者病情轻重和乙型肝炎病毒复制的强弱有一定关系。因此HBV cccDNA的水平对判断病情轻重有意义。目前通过肝组织活检来检测HBV cccDNA水平变化存在一定的难度，因而检测外周血HBV cccDNA的变化也许更具有现实意义。迄今的临床和实验研究结果表明，cccDNA极难清除，这也是慢性乙型肝炎难以根治的重要原因之一。

什么是HBV DNA？有哪些检测方法？

乙型肝炎病毒脱氧核糖核酸（HBV DNA）是HBV的分子生物学标志物，HBV DNA位于HBV的核心部位，是HBV的遗传物质，也是HBV复制的直接证据及传染性指标。

HBV DNA是环状双股DNA，分为正负两链，负链有4个开放读码区——S、C、P、X。S区又分为前S_1、前S_2两区及S基因，分别编码病毒包膜上的前S_1、前S_2蛋白及HBsAg，前S_2区还编码多聚白蛋白受体；C区编码

核心抗原，前C区编码e抗原；P区编码DNAP；X区编码X抗原。HBV DNA
与HBeAg和DNA多聚酶呈平行关系。HBeAg阳性的血液中86%~100%可测到
HBV DNA。一般血清学试验可检出血清中存在免疫复合物而不能检出相应的
抗原抗体，而检测HBV DNA则可避免此种情况。HBV DNA与HBsAg无一定
相关性。但血中HBV免疫学标志物标记不等于肝内HBV DNA的状态。

目前，临床上HBV DNA检测方法有荧光定量PCR技术、竞争PCR技
术、PCR酶联免疫吸附法、荧光标记引物法和PCR酶联化学发光法。临床
上最先进的乙型肝炎病毒DNA检测方法是实时荧光定量PCR方法（COBAS
Amplicor），由于此技术要求较高，目前只有少数大型医院有条件使用实时
荧光定量PCR方法。

值得注意的是采用PCR法检测HBV DNA，能检出复制的病毒，难以检
测出非复制状态的感染，因而还不能代替血清免疫学标志物的检测。此外，
还有一个假阳性的问题也值得警惕，一份阴性样品在其试验操作过程中，
可能被器材、试剂、环境或同时受检测的阳性样品污染，污染的个别病毒
拷贝可能经扩增而出现假阳性。所以在分析乙型肝炎病毒标志物的临床意
义时，一定要综合了解受试对象的整体状况，切不可只见树木不见森林，
以偏概全。

HBV-M的临床意义是什么？

乙型肝炎病毒的血清标志物为常见的三对抗原抗体系统，即HBsAg与
抗–HBs、HBeAg与抗–HBe、HBcAg与抗–HBc。这三对抗原抗体系统中，
由于HBcAg在血清中含量低，临床不易检测出来，故只能检测其余5项，
临床上又将其称之为"二对半"。

1. HBsAg的临床意义

简单而言，HBsAg就是乙型肝炎病毒的壳，其结构简单，容易复制。
它存在于乙肝患者的血液、唾液、乳汁、泪水、汗液及精液中。HBsAg是
HBV感染的第一个血清学标志，HBV感染后早至1~2周，迟则11~12周可
检出，急性自限性肝炎于6个月内消失，在无症状携带者或慢性乙型肝炎
患者中HBsAg可持续存在多年，甚至终生。故已被认定为现症HBV感染的

指标之一。HBsAg检测的意义如下。

（1）HBsAg是乙型肝炎病毒感染的一种较为特异性标志，有助于鉴别肝炎类型。

（2）HBsAg是筛选献血者的一项重要指标。

（3）HBsAg可用于追查乙型肝炎的传染源，控制其流行。

（4）有助于判断乙型肝炎患者的预后。如在乙型肝炎急性症状消失、肝功能恢复后，而HBsAg仍持续阳性，常提示肝炎慢性化。有相当一部分HBsAg阳性的肝炎患者，其原先可能就有乙型肝炎病毒感染，常表现为无症状携带者，病情在不知不觉中进展，一旦出现症状，已是慢性乙型肝炎，甚至已是肝硬化。

（5）有临床报道认为可作为抗病毒治疗的预测指标，经治疗后如血清HBsAg滴度下降意味着肝功能及cccDNA减少，有望达到治疗目标。

（6）HBsAg阴性不能排除乙型肝炎，约有5%的乙型肝炎患者的HBsAg呈阴性。

2. 抗-HBs的临床意义

任何病原微生物抗原侵入人体后，机体为了保护自身，清除异己，针对侵入的抗原，产生特异性抗体，使机体免受抗原的侵袭。HBsAg侵入人体能刺激机体产生保护性抗体抗-HBs，HBsAg消失后数天至数月，可检测到抗-HBs，抗-HBs出现后6~12个月内其滴度逐渐上升达高峰，之后可持续存在多年。少数病例HBsAg消失后始终不产生抗-HBs。自HBsAg消失至抗-HBs出现的时期称为"窗口期"。抗-HBs阳性见于HBV感染恢复期和乙型肝炎疫苗免疫接种成功后，对HBV再感染具有保护作用。抗-HBs是机体对乙型肝炎病毒感染而产生的中和性抗体，是一种保护性抗体。抗-HBs检测的意义如下。

（1）抗-HBs阳性提示急性乙型肝炎的康复。

（2）在注射乙型肝炎疫苗或高效价乙型肝炎免疫球蛋白后出现单纯抗-HBs阳性是正常现象。

（3）接受乙型肝炎疫苗注射后，出现抗-HBs阳性，是衡量乙型肝炎疫苗质量及免疫效果的重要指标。

3. HBeAg的临床意义

HBeAg是乙型肝炎病毒e抗原，乙型肝炎病毒核心部分的可溶性蛋白，一般认为，HBeAg是病毒复制和具有传染性的指标。在急性乙型肝炎发病早期HBsAg出现阳性后数日至2周，几乎所有患者血清都可检出HBeAg，为时短暂，呈一过性，此时传染性最强。如HBeAg持续阳性，提示肝炎慢性化。HBeAg检测的意义如下。

（1）HBeAg阳性是乙型肝炎病毒在体内复制的标志。

（2）HBeAg的水平（定量）有助于判断HBsAg携带者传染性的强弱。

（3）有助于判断急性乙型肝炎的预后，在急性乙型肝炎病毒感染后，患者血清中HBeAg消失，抗-HBe的产生常提示病情好转；若HBeAg持续阳性大于8，提示有转为慢性乙型肝炎的可能性。

（4）部分乙型肝炎患者，HBV可产生变异，HBeAg自动阴转，但并不意味病毒复制停止和病情好转。

4.抗-HBe的临床意义

HBeAg释放至血液循环中，刺激机体免疫系统，产生相应抗体，即抗-HBe。要根据不同情况，理解抗-HBe不同的临床意义。

（1）在急性乙型肝炎的恢复期，测到抗-HBe，常与抗-HBs、抗-HBc相伴，这种情况表明传染性相对降低，病情好转。

（2）慢性乙型肝炎患者血清e抗原早期阴转，抗-HBe早期阳转，多数是预后好的指标，有的是抗病毒治疗的结果，常伴有ALT下降和肝炎活动减轻，乙型肝炎病毒复制减少，但并不意味着完全停止和乙型肝炎的治愈。

5.抗-HBc的临床意义

要解释抗-HBc，首先要说明HBcAg，其存在于HBV颗粒的核心及感染的肝细胞核内，血液中不易检出，但其抗原性强，于感染后早期即可刺激机体产生抗-HBc，抗-HBc是乙型肝炎病毒核心抗原相应的抗体。在乙型肝炎病毒表面抗原出现后4~10周，患者血清中可检出抗-HBc。但它不是保护性抗体，不能中和HBcAg。

在乙型肝炎病毒感染急性期，HBsAg持续阳性期间，抗-HBc滴度逐渐上升，HBsAg滴度下降或消失时达高峰，在急性乙型肝炎恢复期逐渐下降。抗-HBc在乙型肝炎患者的乙型肝炎标志物中持续时间最长，大部分在感染5~6年后仍能查到，有的患者可持续到感染后23年甚至终身。在慢性肝炎患者中，其阳性率达50%~70%，而且滴度高。因此，如抗-HBc长期高滴度，表示乙型肝炎病毒在肝内持续复制。抗-HBc包括乙型肝炎核心抗体M型免疫球蛋白（抗-HBc IgM）、乙型肝炎核心抗体G型免疫球蛋白（抗-HBc IgG）等五种同型抗体。在乙型肝炎病毒感染急性期，血清最先出现的是抗-HBc IgM，以后长期持续存在的大多是抗-HBc-IgG。部分血清单项抗-HBc阳性者，其后查HBV DNA可为阳性，即隐匿性慢性乙型肝炎。

所以检测HBV免疫学标志物对乙型肝炎的诊断、治疗和预后可提供很大的帮助。

为什么要定期复查HBV免疫学标志物和HBV DNA？

因为HBV标志物是HBV感染的依据，而且有助于对感染状态和病变活动性做出分析。HBsAg是乙型肝炎病毒感染的一种较为特异性标志，有助于鉴别肝炎类型并且有助于判断乙型肝炎患者的预后情况。如在乙型肝炎急性症状消失、肝功能恢复后，而HBsAg仍持续阳性，常提示肝炎慢性化。有相当一部分HBsAg阳性的肝炎患者，其可能有乙型肝炎病毒感染史，常表现为无症状携带者，病情在不知不觉中进展，一旦出现症状，已是慢性乙型肝炎，甚至已是肝硬化。抗-HBs阳性提示急性乙型肝炎的康复，或接受乙型肝炎疫苗注射后，出现抗-HBs阳性，这是衡量乙型肝炎疫苗质量及免疫效果的重要指标。HBeAg阳性是乙型肝炎病毒在体内复制的标志，慢性乙型肝炎患者血清e抗原早期转阴，抗-HBe早期转阳，多数是预后良好的指标，有的是抗病毒治疗的结果。抗-HBc在乙型肝炎病毒感染急性期，血清最先出现的是抗-HBc IgM，以后长期持续存在的大多是抗-HBc IgG。所以定期复查HBV免疫学标志物有助于对乙肝病毒感染状态和病变活动性做出分析。

那为什么要定期复查HBV DNA呢？检测乙型肝炎患者血中HBV DNA主要有以下意义。

（1）HBV DNA是HBV感染的直接标志，HBV复制标志物很多，如HBcAg，但都不能直接测定，而HBV DNA可用PCR法直接测定。

（2）HBV DNA是HBV复制的良好指标，检测血清中HBV DNA水平是当前判断乙型肝炎病毒复制状态的最敏感方法，并可了解肝内是否存在HBV复制的增殖状态。

（3）HBV DNA有助于判断母婴垂直传播的危险率。

（4）可作为抗病毒疗效判断的指标。

（5）可用于检出潜在的低水平感染，如用于检出HBsAg阴性慢性乙型肝炎或单项抗-HBc阳性的乙型肝炎病毒携带者和乙型肝炎患者的HBV DNA。

（6）HBV DNA的水平与慢性乙型肝炎的预后有重要相关性，持续高水平的HBV DNA则进展成肝硬化和原发性肝癌的概率更高。

所以定期复查HBV免疫学标志物和HBV DNA对于肝病诊断、治疗、预后及估计病情发展十分必要。

乙型肝炎的分类有哪些？

当感染乙型肝炎病毒后，由于个体差异，有的患者可无任何明显症状，成为隐性感染；有的患者则成为乙型肝炎病毒携带者；还有的患者则出现明显临床症状，成为乙型肝炎患者。即使在发病的患者中，症状的轻重、肝细胞坏死和肝功能损害程度、病程长短以及血清学检查等也表现各异。根据我国2019年发布的《慢性乙型肝炎防治指南》的标准，目前乙型肝炎主要分为以下几类。

1. 慢性HBV携带状态

又称HBeAg阳性慢性HBV感染。本期患者处于免疫耐受期，患者年龄较轻，HBV DNA定量水平（通常>2×10^7IU/ml）较高，血清HBsAg（通常>1×10^4IU/ml）较高，HBeAg阳性，但血清ALT和AST持续正常（1年内连续随访3次，每次至少间隔3个月），肝脏组织病理学检查无明显炎症坏死或纤维化。在未行组织病理学检查的情况下，应结合年龄、病毒水平、HBsAg水平、肝纤维化无创检查和影像学检查等综合判定。

2. 慢性HBeAg阳性状态

本期患者处于免疫清除期，其血清HBsAg阳性，HBeAg阳性，HBV DNA定量水平较高（通常>2×10^4IU/ml），ALT持续或反复异常或肝组织学检查有明显炎症坏死和（或）纤维化（$\geq G_2/S_2$）。

3. 非活动性HBsAg携带状态

又称HBeAg阴性慢性HBV感染。本期患者处于免疫控制期，表现为血清HBsAg阳性、HBeAg阴性、抗–HBe阳性，HBV DNA<2×10^3IU/ml，HBsAg<1×10^3IU/ml，ALT和AST持续正常（1年内连续随访3次以上，每次至少间隔3个月），影像学检查无肝硬化征象，肝组织检查显示组织活动指数评分< 4或根据其他半定量计分系统判定病变轻微。

4. 慢性HBeAg阴性状态

此期为再活动期，其血清HBsAg阳性、HBeAg持续阴性，多同时伴有抗–HBe阳性，HBV DNA定量水平通常≥2×10^3IU/ml，ALT持续或反复异常，或肝组织学有明显炎症坏死和（或）纤维化（≥G_2/S_2）。

5. 隐匿性HBV感染

表现为血清HBsAg阴性，但血清和（或）肝组织中HBV DNA阳性。其发生机制尚未完全阐明，一种可能是显性（急性或慢性）HBV感染后HBsAg消失，通常其血清或肝组织HBV DNA水平很低，无明显肝组织损伤；另一种是HBV S区基因变异，导致HBsAg不能被现有商品化试剂盒检测到，其血清HBV DNA水平通常较高，可能伴有明显肝脏组织病理学改变。此类患者可通过输血或器官移植将HBV传播给受者，其自身在免疫抑制状态下可发生HBV再激活。

6. 乙型肝炎肝硬化

乙型肝炎肝硬化的诊断应符合下列（1）和（2）（病理学诊断）或（1）和（3）（临床诊断）。

（1）目前HBsAg阳性，或HBsAg阴性、抗–HBc阳性且有明确的慢性HBV感染史（既往HBsAg阳性>6个月），并除外其他病因者。

（2）肝脏活组织检查病理学符合肝硬化表现者。

（3）符合以下5项中的2项及以上，并除外非肝硬化性门静脉高压者：①影像学检查显示肝硬化和（或）门静脉高压征象。②内镜检查显示食管胃底静脉曲张。③肝脏硬度值测定符合肝硬化。④血生物化学检查显示白蛋白水平降低（<35g/L）和（或）PT延长（较对照延长>3s）。⑤血常规检查显示血小板计数<100×10^9/L等。

临床上常根据是否曾出现腹水、食管胃底静脉曲张破裂出血和肝性脑病等严重并发症，将肝硬化分为代偿期及失代偿期。

代偿期肝硬化：病理学或临床诊断为肝硬化，但从未出现腹水、食管胃底静脉曲张破裂出血或肝性脑病等严重并发症者，可诊断为代偿期肝硬化；其肝功能多为Child-Pugh A级。

失代偿期肝硬化：肝硬化患者一旦出现腹水、食管胃底曲张静脉破裂出血或肝性脑病等严重并发症者，即诊断为失代偿期肝硬化；其肝功能多属于Child-Pugh B级或C级。

什么是慢性乙型肝炎？

感染乙型肝炎病毒使肝脏发生炎症及肝细胞坏死持续6个月以上称为慢性乙型肝炎。慢性肝炎可由各种不同原因引起，因此不是一个单一的疾病，而是一个临床和病理学的综合征。慢性乙型肝炎可由急性乙型肝炎发展而来，约10%成人乙型肝炎发展为慢性肝炎，更有相当多的患者首次发病即会表现为慢性肝炎，或在病毒携带过程中出现肝脏炎症活动。

根据肝组织细胞的病变情况将慢性乙型肝炎可分为轻、中、重三度。

（1）轻度慢性肝炎：轻度慢性乙型肝炎病变稳定为A亚型，轻微活动时为B亚型。轻度慢性肝炎症状轻微、病情比较稳定。在乙型肝炎病毒的感染过程中可以是病毒高复制的感染初期，处于相对的免疫耐受性而病变轻微，也可以是复制病毒被清除的感染后期，病变已趋向消散。患者大多没有自觉症状，只是在健康体检时才发现HBsAg阳性和ALT升高。起病时情况不明，难以记清明确的发病日期。患者大多感觉易疲劳，症状多模糊不清，且常间歇性发作；可能不耐过多的油腻和暴食，但对日常饮食的食欲多无影响；少数患者偶有上腹不适、消化不良，右上腹可感觉隐痛，在活动时较明显；少数患者有蜘蛛痣，常不典型、数个，见于颈前和上胸；一般没有黄疸；ALT在不太高的幅度内波动；休息和治疗后病情好转，ALT正常，但可复发。

轻度慢性乙型肝炎绝大多数患者的病程可以自限，预后良好，虽然病理可迁延数年甚至十几年至几十年，这些患者可能最终不发展为肝硬化。故应定期随访。

（2）中度慢性肝炎：中度慢性乙型肝炎病变必定活动，但是变化却又有一个很大的范围。病情发展，典型的有明显的肝病症状：乏力、食欲差、腹胀、便溏等；肝大而质韧，脾也常大，可有肝病面容、黄疸、蜘蛛痣、肝掌等；ALT 和 AST 反复或持续升高，一般在 50~300U/L 范围内，很少超过 500U/L，ALT/AST 比值也较急性肝炎低。中度慢性乙型肝炎病变也可以隐匿进展，可以没有肝病的症状和体征；也可以反复或持续加重。有不同的表现，可以是无黄疸型、黄疸型，甚至胆汁淤积型。

中度慢性乙型肝炎组织学改变以桥样坏死为特征，伴有血清 ALT 异常。这类患者起病隐匿，病程进展缓慢，也可以反复发作，病变持续活动，部分患者最终发展为肝硬化。

（3）重度慢性肝炎：重度慢性乙型肝炎病情持续或反复发作，症状明显，羸弱消瘦、倦怠不适、食欲不振、恶心、腹胀、右上腹闷痛、体重下降，可有轻微黄疸，颈部和胸背部常有典型的蜘蛛痣，肝大、压痛、质软，脾常可扪及，可有少量腹水。肝组织有亚小叶融合性坏死，坏死区附近肝细胞花结形成。少数患者症状较重，消化道症状明显，性欲缺失。血清 ALT 持续升高，或升高幅度不大，而与同时升高的 AST 有相近的比值，白蛋白轻微降低而球蛋白中度增高，肝活体组织检查可有早期肝硬化，对休息治疗的反应较差，较难完全控制，易于复发加重，5 年病死率 30%~50%。这类患者在临床上与肝硬化不易区别。

其他表现：病情明显活动的患者，可有肝外症状：皮疹、关节炎、肾小球肾炎、多浆膜炎、甲状腺炎、血管炎、肺炎，一种或几种血细胞减少。少数重度慢性乙型肝炎患者可有不同程度的自身免疫现象，自身免疫抗体（抗核抗体）也可阳性。

也可有少数患者完全没有自觉症状，只是在体检中意外发现一些肝病迹象。或者自觉症状轻微，间歇性或持续性血清氨基转移酶增高，虽为时已久，因增幅不高而未予重视。这些患者不经肝组织活检很难证实已是重度肝炎。

重度慢性乙型肝炎虽然部分患者病情可缓解或相对稳定，但大多数患者呈慢性进行性发展，间有反复急性发作，可由过劳或感染而引起，但多数是自发的，随着病情进展而逐渐演变为肝硬化或肝功能衰竭。如果患者能保持乐观情绪、适当休息、合理营养，增强机体免疫功能，适当采用抗病毒疗法，保护肝功能等综合治疗，有可能控制病情的发展，并促进病情向好的方面转化。有报道显示，约1/4患者可以始终停留在慢性活动性肝炎阶段，长达10年以上而不发展为肝硬化。

乙型肝炎为何多为慢性？为何容易反复发作？

乙型肝炎的发病机制非常复杂，肝细胞病变主要取决于机体的免疫状况。肝细胞内HBV数量与细胞病变并无明显相关性，HBV并不直接导致肝细胞病变。目前认为乙型肝炎的发病主要与宿主的免疫应答异常有关，尤其是细胞免疫应答。免疫应答既可清除病毒，同时亦导致肝细胞损伤，甚至迫使病毒变异。乙型肝炎病毒感染肝细胞并在其中复制，一般认为并不直接引起肝细胞的病变，但乙型肝炎病毒整合于宿主的肝细胞染色体中，可能产生远期后果。乙型肝炎的肝细胞损伤主要是通过机体一系列免疫应答所造成的，其中以细胞免疫为主。表达在肝细胞膜上的乙型肝炎病毒核心抗原（HBcAg）和肝特异性脂蛋白是主要的靶抗原，致敏T淋巴细胞的细胞毒效应是肝细胞损伤的主要机制，而抗体依赖的细胞毒作用及淋巴因子、单核因子等的综合效应也十分重要，尤其在慢性活动性肝炎的病理损伤机制中，而特异性T辅助性细胞在持续性损伤中起重要作用。特异性抗体与循环中的相应抗原及病毒颗粒结合成免疫复合物，并经吞噬细胞吞噬清除。受感染的肝细胞被破坏以及乙型肝炎病毒被保护性抗体（抗–HBs，尤其是抗–前S_2）所清除可导致感染终止。

乙型肝炎慢性化的发病机制尚未完全明了，根据病毒活动状态及宿主免疫状态的变化，慢性HBV感染分为免疫耐受期、免疫清除期、非活动或低（非）复制期和再活动期。

第一时期为免疫耐受期，其特点是HBV复制活跃，血清HBsAg和HBeAg阳性，HBV DNA滴度较高，但血清丙氨酸氨基转移酶（alanine aminotransferase，ALT）水平正常或轻度升高，肝组织学无明显异常，患者多无临床症状。常见于围产期感染HBV的患者，此期可持续存在数十年。当机体处于免疫耐受状态，如围生期HBV感染，由于小儿的免疫系统尚未成熟，不发生免疫应答，多成为无症状携带者。

第二时期为免疫清除期，随着年龄增长和免疫功能的成熟，免疫耐受状态被打破而进入免疫清除期，其特点为HBV DNA滴度有所下降，ALT升高和肝组织学有坏死炎症的表现，此期可持续数月或数年。

第三时期为非活动或低（非）复制期，其特点为HBeAg阴性，抗–HBe阳性，HBV DNA检测不到或低于检测下限，ALT/AST水平正常，肝细胞坏死炎症缓解，此期亦称非活动性HBsAg携带状态。进入此期的患者少数可自发清除HBsAg，成人慢性HBV感染者每年有0.1%~1%的人出现HBsAg的血清清除。

第四时期为再活动期，非活动性HBsAg携带状态可持续终身，但也有部分患者随后出现自发的或免疫抑制等导致HBV DNA滴度升高（血清HBeAg可转为阳性或仍保持阴性）和ALT升高，肝脏组织学有炎症表现。前C区和C区变异株可通过阻止和下调HBeAg表达而导致HBeAg阴性的慢性乙型肝炎患者反复发作。

HBV还可引起肝外器官损伤，其发生机制主要由免疫复合物引起。急性乙型肝炎早期偶尔出现的血清病样表现，很可能是循环免疫复合物沉积在血管壁和关节腔滑膜并激活补体所致；在慢性乙型肝炎中，循环免疫复合物也可沉积在血管壁，导致膜性肾小球肾炎伴发肾病综合征，在肾小球基底膜上可检出HBsAg、免疫球蛋白和补体C3；免疫复合物也可导致结节性多动脉炎。这些免疫复合物多是抗原过剩的免疫复合物。

HBV与肝细胞癌（hepatocellular carcinoma，HCC）的关系密切。HBV在肝细胞内与人体染色体的整合可能是癌变的启动因素。整合后的肝细胞易于受到一系列的刺激而发生转化。HBV的X蛋白和截断的前S_2/S多肽作为增强子可反式激活各种细胞促进因子，在后者与各种生长因子的共同作用下，促进已整合的肝细胞转化。此外，某些原癌基因如N-ras基因可被激活，某些抑癌基因如P53基因可能产生突变，都可促进癌变的发生。

乙型肝炎的慢性化及活动性与机体免疫反应的强弱及免疫调节机能是否正常有密切关系。若机体免疫功能（主要是清除功能）低下，病毒没有被彻底清除，肝细胞不断受到轻度损伤，则表现为慢性迁延性肝炎、慢性活动性肝炎。慢性乙型肝炎及其反复发作的机制较为复杂，机体由于特异性免疫功能低下，不能充分地清除循环中以及受感染的肝细胞内的病毒，病毒持续在肝细胞内复制，使肝细胞不断受到免疫损伤，而且由于抑制性T细胞的数量或功能不足，以及肝细胞代谢失常所致肝内形成的免疫调节分子发生质与量的改变，导致免疫调节功能紊乱，以致T-B细胞之间及T细胞各亚群之间的协调功能失常，自身抗体产生增多，通过抗体依赖细胞毒效应或抗体介导补体依赖的细胞溶解作用，造成肝损伤；或大量抗原-抗体复合物的形成，导致肝细胞和其他器官更严重和持久性损害。

什么是乙型肝炎病毒携带者？

临床上常将无肝炎症状、体征，肝功能检测正常，无肝炎病史，仅有HBsAg阳性和6个月观察无变化者，称之为无症状乙型肝炎病毒携带者（无症状HBsAg携带者）。根据血清HBV DNA的阳性和阴性又可分成慢性HBV携带者和非活动性HBsAg携带者。无症状HBsAg携带者可以照常工作、学习和劳动，大部分患者预后良好，但有些患者进行肝活检时可见不同程度的肝脏病理损害。

HBsAg携带者的发生机制如下。

（1）免疫耐受是新生儿和婴幼儿HBV（乙型肝炎病毒）感染后成为无症状乙型肝炎病毒携带者的主要原因，当未成熟的T细胞接触微量HBeAg时，T细胞不再继续发育或不能识别HBeAg与HBcAg，则机体免疫与病毒"共处"。

（2）免疫抑制是成人期感染HBV后形成无症状乙型肝炎病毒携带的主要原因。由于种种原因造成的免疫缺陷或免疫抑制，免疫效应细胞及抗病毒抗体形成受阻，不能破坏感染的肝细胞以排除病程，从而形成无症状乙型肝炎病毒携带。

无症状HBsAg携带者并非真正意义上的"健康人"，这些患者体内有病毒存在，而且有进行复制或传染他人的可能性，故不能从事饮食行业及保育工作，亦不能接触血液制品和制药行业。HBsAg携带者要注意个人卫生及公共卫生，养成良好的卫生习惯，实行分餐制，不与他人混用洗漱用品。女性还要注意经期卫生。

乙型肝炎病毒携带者能否正常生活、结婚?

乙型肝炎病毒通过血液、体液、母婴及日常密切接触而传播,接触传播主要通过性接触、接吻,共用牙刷、剃须刀、茶餐具等。唾液可作为传播媒介,并且在日常生活中接触传播具有重要意义,唾液本身就可以查出乙型肝炎病毒。乙型肝炎病毒携带者是可以结婚的。乙型肝炎病毒可在体内长期存在并复制,其血液、精液、阴道分泌物、唾液等均有很强传染性,容易通过夫妻生活传染给对方,甚至传染给下一代。所以当一方为乙型肝炎病毒携带者时,另一方应及时注射乙型肝炎疫苗,或采取有效的保护措施(如安全套、子宫帽等)以产生乙型肝炎抗体,防止被传染乙型肝炎病毒。但在日常工作或生活中与乙型肝炎病毒携带者接触,如同一办公室工作(包括用计算机等办公用品)、握手、拥抱、同住一宿舍、同一餐厅用餐和共用厕所等无血液暴露的接触,一般不会感染 HBV。

《慢性乙型肝炎防治指南》的主要内容是什么?

慢性乙型肝炎是我国常见的慢性传染病之一,严重危害人民健康。随着经济的发展、医疗卫生事业的进步,人们普遍关注乙型肝炎病毒慢性感染状态的治疗问题。但限于科学技术发展的水平与认识的局限,我国慢性乙型肝炎的防治极不规范。尤其是面对大量慢性乙型肝炎患者的基层医务人员常常无所适从,大量慢性乙型肝炎的患者没有得到有效、规范的治疗。为了进一步规范慢性乙型肝炎的预防、诊断和治疗,提高临床诊治水平。中华医学会肝病学分会和中华医学会感染病学分会组织国内相关专家,在参考国内外最新研究成果的基础上,按照循证医学的原则,于2005年12月,制订了我国首个《慢性乙型肝炎防治指南》,2010年12月10日,中华医学会肝病学分会、中华医学会感染病分会和中国肝炎防治基金会联合发布了2010年更新版《慢性乙型肝炎防治指南》,对2005年国内首个《慢性乙型肝炎防治指南》进行全面更新(以下简称《指南》)。

《指南》的内容极为广泛,凡与慢性乙型肝炎有关的病原学、流行病学、病理学、诊断、治疗、预防等皆有详细阐述。《指南》补充了我国自主研究的乙型肝炎流行病学数据：我国现有的慢性乙型肝炎病毒感染者约9300万人，其中慢性乙型肝炎患者约2000万人。《指南》继续强调抗病毒治疗是慢性乙型肝炎治疗的关键，只要有适应证且条件允许，就应进行规范的抗病毒治疗，并补充了我国新增的已经批准用于治疗慢性乙型肝炎的抗病毒药物。不过，《指南》只是帮助医生对乙型肝炎诊疗和预防做出正确决策，不是强制性标准；也不可能包括或解决慢性乙型肝炎诊治中的所有问题。因此，临床医生在针对某一具体患者时，尚应充分了解本病的最佳临床证据和现有医疗资源，并在全面考虑患者的具体病情及其意愿的基础上，根据自己的知识和经验，制定合理的诊疗方案。

目前，美国肝病学会（AASLD），欧洲肝病学会（EASL）及亚太肝脏研究会（APASL）都已推出了各自的慢性乙型肝炎治疗或防治指南。由于慢性乙型肝炎的研究进展迅速，且随着大量基础与临床研究不断深入，其指南也在不断更新和完善。

乙型肝炎的主要传播途径是什么？

乙型肝炎是感染了乙型肝炎病毒而引起的以肝脏炎症和坏死病变为主的全身性疾病。乙型肝炎患者和无症状乙型肝炎病毒携带者是传染源。我国每年报告乙型肝炎新发病例数约50万，约占全国甲、乙类传染病报告发病总人数的1/4。

乙型肝炎的传播途径主要包括如下几种。

（1）垂直传播：垂直传播是指病原体经受精卵或胚胎由亲代直接传至子代的传播方式，乙型肝炎有母婴垂直传播和父婴垂直传播两种方式。孕妇体内的乙型肝炎病毒，通过妊娠分娩、喂养母乳传染给婴儿，称为母婴垂直传播。乙型肝炎表面抗原阳性的母亲所生的婴儿，一年内乙型肝炎的感染率为51.8%~85.3%。如果e抗原阳性且乙型肝炎病毒DNA阳性，所生婴儿感染率可达95%以上。经研究证明，大多数婴儿是在分娩时感染乙型肝炎病毒的，这可能是婴儿咽下母血或羊水、阴道分泌物，或通过损伤稚嫩的皮肤黏膜而受到感染，称为产程感染。另一途径是由于母血通过胎盘渗入胎儿，或通过生殖细胞传染给胎儿，称之为宫内感染。如果母亲通过哺乳或密切接触，把乙型肝炎病毒传染给婴儿，就称之为产后感染。

父婴垂直传播相对少见，仍然还存在不同的看法，有报道父婴乙型肝炎传播的概率约20%，且多为出生后密切接触而感染，但这是乙型肝炎病毒需要引起注意的一种传播方式。在男性乙型肝炎患者的精液里，乙型肝炎病毒DNA以两种生活方式存在：游离形式和与患者细胞基因组整合在一起的整合形式。游离形式的乙型肝炎病毒可能经过阴道感染后代，整合形式的乙型肝炎病毒可能通过生殖细胞传染给下一代。

为了防止肝炎病毒侵袭胎儿，在孕后期患乙型肝炎的孕妇就要应用乙型肝炎高效价免疫球蛋白注射，以中和乙型肝炎病毒（每次200~400单位，每月1次，直至分娩），以期降低传染给胎儿的概率。新生儿出生后应在15分钟~6小时内注射乙型肝炎高效价免疫球蛋白100单位，以后每月1次，延续3~6个月。同时，在出生后24小时内注射1次乙型肝炎疫苗10μg，以后30天、6个月时再各注射1次，这样就可以使90%左右的新生儿得到保护。另外，哺乳也会使婴儿受感染，尤其出现乳头裂、外伤及乳房肿胀的乙型肝炎母亲应停止哺乳，改为人工喂养。对于父婴传播，母亲妊娠期间应采取性接触保护措施，最好避免房事接触。

（2）经血传播：只要输注入体内极微量含有乙型肝炎病毒的血液（0.00004ml），就会造成感染。各种锐器如注射器、针头、针灸针、剃须刀等，只要沾有乙型肝炎患者的血液或组织液而未经彻底消毒，刺入健康人的皮肤黏膜都可能引起感染。输血和血液制品、血液透析等可直接传播乙型肝炎病毒。近年来还发现纹身、纹眉、穿耳眼、做双眼皮等美容过程也可造成乙型肝炎病毒的传播。至于针刺和蚊子、臭虫叮咬有无可能传播乙型肝炎尚缺少可靠的证据支持。

（3）日常生活密切接触传播：含有乙型肝炎病毒的血液、唾液、组织液通过密切生活接触，或经被接触者皮肤或黏膜微小的擦伤裂口进入机体而感染。调查表明乙型肝炎患者家庭成员中的密切接触也是重要的传播方式之一。偶尔与乙型肝炎病毒表面抗原阳性者一起进餐一般是不会感染乙型肝炎，但有消化道溃疡或黏膜糜烂者除外。

（4）性接触传播：从乙型肝炎患者的月经血、阴道分泌物、精液中均查到乙型肝炎表面抗原和乙型肝炎病毒脱氧核糖核酸（HBV DNA），乙型肝炎已被列入性传播疾病。

（5）医源性传播：这也是乙型肝炎的重要传播途径之一，主要是通过输血及血液制品或使用被乙肝患者血液、体液污染的医疗器械及其他物品；或者意外接触污染的血液或体液等途径，乙型肝炎病毒经破损的皮肤或黏膜进入人体而感染。

慢性乙型肝炎治疗的目标、终点和策略目标是什么？

美国肝病学会（AASLD）、欧洲肝病学会（EASL）、亚太肝脏研究会（APASL）和我国的肝病协会都提出和修调了慢性乙型肝炎治疗的总目标，虽然有部分差异而几经修改，但基本原则和目标是比较一致的、明确的。

（1）慢性乙型肝炎治疗的总体目标是：最大限度地长期抑制或消除HBV，减轻肝细胞炎症坏死及肝纤维化，延缓和阻止疾病进展，减少和防止肝脏失代偿、肝硬化、肝癌及其并发症的发生，从而改善乙肝患者生活质量和延长存活时间。

（2）慢性乙型肝炎的治疗终点：应符合治疗目标，对于部分适合条件的患者，应追求临床治愈。临床治愈（或功能性治愈）是指停止治疗后仍保持HBsAg阴性（伴或不伴抗-HBs出现）、检测不到HBV DNA、肝脏生化学指标正常、肝脏组织病变改善。但因患者肝细胞核内ccc DNA未被清除，因此存在HBV再激活和发生HCC的风险。

（3）慢性乙型肝炎的治疗策略：慢性乙型肝炎是一种难治性疾病。对慢性乙型肝炎的治疗，应采用综合治疗方法：抗病毒、免疫调节、抗炎和改善肝功能和抗肝纤维化治疗。而抗病毒治疗是主要和关键的治疗。目前公认有效抗病毒药物是 α 干扰素（包括Peg-α 干扰素）和核苷（酸）类似物。但目前抗HBV治疗的疗效还不满意，不能彻底清除病毒。其原因很多：①目前抗HBV药物只能抑制病毒复制，很难消除HBV；②由于HBVcccDNA半衰期较长，目前所有抗病毒药都不能将其清除，是HBV复制及复发的原因；③慢性乙型肝炎患者存在不同程度的免疫耐受和免疫功能低下，很难免疫清除HBV；④病毒容易发生耐药变异，引起对抗病毒药的耐药；⑤HBV DNA与宿主细胞染色体的DNA整合。但目前认为主要因素一是HBV复制的原始模板HBVcccDNA半衰期长，不易降解，目前的抗病毒药不能消除HBVcccDNA，HBVcccDNA成为HBV在体内持续复制和抗病毒治疗复发的主要原因；另一个因素是患者存在不同程度对HBV的免疫耐受和免疫功能低下，使HBV不易被免疫清除，长期甚至终身在体内存在并复制。

如何清除HBVcccDNA？目前认为有两种策略。①通过有效的、长疗程抗HBV药治疗，可长期抑制HBV外源性感染和内源性复制，持续减少和阻断对HBV cccDNA库的补充，最后达到使其耗竭的目的。②打破免疫耐受，消除免疫耐受，提高人体免疫功能，尤其是特异性细胞免疫功能，通过细胞溶解机制和非细胞溶解机制，消除细胞内外的HBV，包括HBVcccDNA，是根治HBV十分重要的治疗措施。但由于免疫耐受的机制迄今尚不清楚，目前尚无有效治疗方法。而免疫耐受的机制和程度，个体差异很大，治疗效果亦不同。到目前为止，尚无针对免疫耐受的有效的特异性免疫治疗。

如何采用长期有效的抗病毒治疗？近年来，高效、低毒的抗HBV药不断增多，为有效治疗慢性乙型肝炎创造条件。单一抗病毒药如α干扰素，尤其是Peg-α干扰素疗效优于普通α干扰素，每周注射1次，使用方便，因其有免疫调节作用，常有治疗后效应，易获得持续疗效，不产生耐药性。新的核苷（酸）类似物不断出现，抗HBV疗效快而强，适应证较广，不良反应少，可以口服，使用方便。但单一抗病毒药如α干扰素须注射治疗，不良反应较大，不宜用于失代偿期肝硬化和白细胞及血小板明显减少的肝病患者。而核苷（酸）类似物疗程难以确定，长期治疗均可产生耐药突变而造成耐药，引起治疗过程中的病情反弹，可使病情恶化。

慢性乙型肝炎是一种难治性疾病。目前要彻底清除HBV，达到疾病治愈的目标，还有很大的难度。很多问题还有待研究解决，如何打破患者的免疫耐受？如何清除HBV cccDNA？抗病毒药物的治疗终点是什么？适宜的治疗疗程应该多长？如何控制病毒耐药突变等问题都有待进一步的研究和解决。

慢性乙型肝炎能根治吗？

慢性乙型肝炎的防治是严重的临床问题。本病被认为是具有传染病、慢性病和免疫性疾病三类特征的难治性疾病。慢性乙型肝炎病毒感染的临床表现差异很大，从无症状携带者到慢性肝炎、肝硬化、肝细胞癌。乙型肝炎病毒表面抗原阳性，同时血清谷丙氨基转移酶持续异常超过半年者提示为慢性乙型肝炎。乙型肝炎病毒感染慢性化的机制尚未充分明了，影响慢性乙型肝炎治疗的效果和疾病最终预后的因素很多，部分机制至今还没有得出统一的结论。

慢性乙型肝炎的治疗一直是困扰临床医生的棘手问题。国内外学者几十年来一直致力于慢性乙型肝炎的研究，但目前治疗效果不尽如人意。主要是由于慢性乙型肝炎的病毒及其感染上有很多问题没有被认识。

乙型肝炎病毒的四个基因组S、C、P、X，其中一个发生变异就可出现不同的临床表现。乙型肝炎病毒易变异形成不同的血清亚型（HBsAg有10种亚型）及基因型（乙型肝炎病毒有9个基因型），准种的发现在诊断与治疗上又增添了不少变数。病毒为何会变异及其影响因素是什么，变异后致病性有何变化等，至今尚不清楚。

慢性乙型肝炎的免疫发病机制很多方面仍待深入研究。近年来发现乙型肝炎病毒有直接致病的可能性（因为发现转基因小鼠对乙型肝炎病毒呈免疫耐受仍可导致肝细胞坏死；在免疫抑制情况下仍可出现肝损害，也不能防止纤维化形成，即转变为肝硬化），病毒因素与宿主的免疫应答、直接肝损伤之间相互作用关系了解的也很有限。遗传研究发现，乙型肝炎又是一种病毒遗传病，因乙型肝炎病毒的入侵损伤人体的脱氧核糖核酸（DNA），改变人体遗传信息，尽管修复DNA的方法正在探索中，但要完全修复损伤的DNA及挖出整合在人体基因组的乙型肝炎病毒DNA治愈乙型肝炎还需要相当一段时间。

乙型肝炎病毒为细胞内寄生的复制，抗病毒药物在细胞内不易达到有效浓度，使病毒不能被彻底清除。乙型肝炎病毒除在肝细胞中复制外，还在其他组织中如胆管、胰腺、淋巴细胞等处复制。抗病毒药物较易清除血中的肝炎病毒，而组织细胞中的肝炎病毒不易被清除，成为复发的重要原因。乙型肝炎病毒DNA在复制过程中，以cccDNA作为复制的原始模板，而目前的抗病毒药物尚不能彻底清除cccDNA。一旦停药后，cccDNA可以作为乙型肝炎病毒复制模板，重新转录复制，使得乙型肝炎病毒不能被彻底清除。此外，迄今尚无理想的抗乙型肝炎病毒的药物，干扰素和核苷（酸）类药物的疗效不甚理想且耐药性的问题尚未解决，因此，目前国内外专家认为，与丙肝不一样，"根治乙型肝炎"是极其困难的。

慢性乙型肝炎有哪些合并症或并发症？

部分乙型肝炎患者在临床上可以出现多样化的表现，这主要是因为乙型肝炎病毒除了嗜肝性外，还有泛嗜性，可以侵犯多系统、多器官，有多种并发症及后遗症。都可以视为乙型肝炎病毒直接侵犯的结果。常见的有以下几种。

（1）脂肪肝：是指肝脏中脂肪含量明显增加，可达10%以上。乙型肝炎患者由于肝脏脂肪代谢发生障碍，加之营养过剩，过度卧床休息，就容易发生脂肪肝。其表现为身体发胖、肝大、有疲劳感，肝功能轻度异常。

（2）糖尿病：因乙型肝炎病毒可累及侵犯胰腺，使 β-细胞受损，不能分泌足够的胰岛素；乙型肝炎患者若盲目大量用糖，或无限制增加甜食，使胰岛细胞长期负重，也能使其功能衰竭。此外，部分乙型肝炎患者在其治疗过程中，使用激素也可使血糖增高，研究表明，相当多的慢性乙型肝炎（肝硬化）患者存在糖代谢紊乱或异常。

（3）肾脏病：乙型肝炎可合并多种肾脏疾病如免疫复合物型肾炎、功能性肾衰竭、肾小管性酸中毒、肝性肾小球硬化症、低钾性肾炎、急性肾小管坏死等。最常见的是免疫复合物型肾炎，主要是由于HBsAg免疫复合物沉积于肾小球，激活补体，造成其免疫损伤，故也有人称之为"乙型肝炎病毒相关性肾炎"。

（4）甲状腺功能亢进：乙型肝炎合并甲亢，特别是重症肝炎合并甲亢，临床上发生频率较高，主要是蛋白代谢及 T_3、T_4 的代谢均与肝脏功能有关。乙型肝炎如慢性活动性肝炎及肝硬化，一般肝功能损害严重，对甲状腺素的影响较明显。

（5）胆道感染：乙型肝炎病毒可侵犯胆道系统，另外肝脏胆汁分泌不足，胆汁成分有所改变，利于病原乘虚而入。患者常表现为右上腹痛、黄疸、白细胞升高。

（6）胰腺炎：3%~4%的乙型肝炎可并发胰腺炎，与胰腺炎同时发生损害有关。患者表现为腹胀、腹泻、上腹部疼痛等。

（7）心脏病：部分乙型肝炎患者可伴有心脏病表现，特别是在重症肝炎时心脏损害较常见。有心悸、气短、胸闷等症状，少数可有心前区痛，以及冠心病、心包炎等。心电图有ST和T波改变，窦性心动过缓或过速、室性早搏和传导阻滞等改变。其发病机制除了病毒、免疫复合物及胆血症等因素外，还可能与自身免疫有关。

（8）血液病：乙型肝炎可合并一些血液病，包括贫血、血小板减少、粒细胞缺乏症等，少数可合并再障。

（9）寄生虫病：在我国长江两岸及长江以南各省、市、自治区，常有乙型肝炎感染合并血吸虫、华支睾吸虫病等寄生虫病。主要是由于这些地区，乙型肝炎病毒与这些寄生虫的感染常常并存，都可寄生在肝脏及其周围组织中，损伤肝脏，造成肝大、肝功能损害。

（10）自身免疫性疾病：慢性乙型肝炎，特别是慢性活动性肝炎大约有半数患者常伴有某些自身免疫性疾病，如干燥综合征、类风湿性关节炎、溃疡性结肠炎、结节性多动脉炎、红斑狼疮、心肌炎、甲状腺炎等。

慢性乙型肝炎患者是否需要终身服药？

慢性乙型肝炎患者携带乙型肝炎病毒大多是终身的。如果把治疗乙型肝炎的目标锁定在彻底清除乙型肝炎病毒，乙型肝炎病毒表面抗原消失，那么就会使得患者无休止地服药，甚至终身用药。这种方法是不正确的。治疗目标包含持续抑制HBV的复制，维持肝功能正常，患者可以正常工作和学习，提高生活质量，要有战胜病魔的信心和意志。

慢性乙型肝炎的病程可分为活动期（慢性中度和重度肝炎）和静止期（病毒携带者和部分轻度肝炎）。处于活动期的患者，肝损害加重，氨基转移酶升高，可出现黄疸、白蛋白降低、球蛋白升高等，患者可出现各种各样的症状。活动期的乙型肝炎是必须要治疗的，至于采用什么药物和方法治疗，则要由医师根据患者的不同情况来具体处方。经过治疗后，肝功能逐渐恢复正常，黄疸消退，肝细胞坏死停止并肝细胞开始新生，自觉症状逐渐改善和消失，病情就进入了相对的静止期。这期间继续用药，巩固疗效，防止"反弹"。

迄今研究表明，对HBeAg阴性的慢性乙型肝炎和已发展成肝硬化（代偿或失代偿期）的患者，虽然不是主张终身服药但必须长期服药，以防止病情反复或恶化。

慢性乙型肝炎患者在什么情况下会发展为肝硬化？

慢性乙型肝炎可发展为肝炎后肝硬化。研究表明，不论过去有无相应的病史，我国绝大部分的肝硬化是经由慢性乙型肝炎逐渐发展而来的。肝硬化患者中可检出乙型肝炎病毒标志物者占70%~90%。其中约80%HBsAg阳性、约30%HBeAg阳性，表示肝硬化是在病毒持续复制、病变长期活动中发展而来的。

肝炎后肝硬化临床上可分为活动性和静止性两类。活动性肝硬化是指慢性肝炎的临床表现依然存在，肝功能异常，特别是ALT升高，出现黄疸、门静脉高压，食管胃底静脉曲张、腹水、脾脏进行性肿大等表现。静止性肝硬化则是指ALT正常，无黄疸，可伴门静脉高压。

乙型肝炎病毒感染持续，可引起不同程度的病变活动，炎症坏死激活再生修复机制。感染清除后，早期纤维化是可逆的，已发展为肝硬化则不能恢复。

（1）肝细胞坏死：肝细胞变性后坏死，是肝硬化的先决因素，但也并不是所有坏死都能引起肝硬化，一般桥样坏死具有肝硬化的高危性。肝细胞坏死常与感染过程中细胞异常代谢产生过多的氧自由基、炎症介质中的细胞因子等因素有关。

（2）肝细胞再生：正常的肝细胞处于生长的静息期，具有分化肝细胞的特征，只有0.01%的肝细胞处于生长周期中。不同程度的坏死使不同数量的肝细胞进入生长周期，并由许多血液因子调控。一些血液因子增强细胞生长基因的表达，促使一些原癌基因活化，从而使细胞活跃再生。

（3）肝纤维化：乙型肝炎引起慢性活动性肝炎后发展成肝硬化，是肝脏纤维化的结果。肝细胞坏死区在修复中发生纤维化。桥样坏死及其后的桥样纤维化是肝硬化发生的前期病变。

肝炎后肝硬化病变静止或进展，首先取决于乙型肝炎病毒感染的持续和炎症的活动；发展至相当程度后，即使病毒被清除，病变仍可能进一步加重。已知饮酒、两种或多种肝炎病毒混合或重叠感染、肝炎病毒基因变异可促使肝炎较早地向肝硬化转化。如患了肝炎后休息不充分，过早从事体力劳动、营养不良、蛋白质摄入不足、治疗不及时或者不彻底，或在患病期间或恢复期间，误用伤肝药物加重了肝损害、合并症，如血吸虫病、遗传因素等，都是最终或更多引发肝硬化的原因。

小儿乙型肝炎有何特点？

小儿病毒性肝炎是一种严重影响儿童健康及生长发育的传染病，以乙型肝炎更为多见。

首先，小儿肝脏较成人相对较大，肝脏血液供应丰富，肝细胞再生能力强，肝结缔组织发育差。肝细胞和肝小叶发育尚未健全，对缺氧、药物、细菌毒素、代谢产物、化学毒物等较敏感；肝细胞对某些必需酶类的合成能力较成人差，其代谢、储存、解毒等功能也较成人差，肝脏合成蛋白能力低，对糖的转化功能也差，尤其是婴幼儿免疫系统处于幼稚阶段，非特异性免疫功能较成人差，特异性免疫功能低于成人水平，其防御和自卫能力低。小儿肝脏极易受到损害。

由于HBV有嗜肝性，婴幼儿机体对其识别和清除能力低，一旦感染，HBV可在肝细胞内生存、复制或者整合，造成肝脏慢性炎症改变，并引起异常的免疫反应，影响肝脏功能，出现一系列消化系统以至全身各系统的病变和体征。婴幼儿一旦感染HBV往往比成人更容易慢性化。婴幼儿乙型肝炎慢性化，主要与下列因素有关。①最初感染的年龄。②宿主的免疫状态。③HBV的感染力。④性别。其中特别是年龄，感染年龄越小，形成慢性持续性病毒携带者可能性越大，病毒复制越活跃，携带时间越长，HBV DNA与肝细胞染色体基因整合的可能性越大。

一般婴幼儿感染乙型肝炎大多呈亚临床状态，症状不典型或无甚症状，除HBsAg阳性及氨基转移酶增高外，因无明显临床症状易被家长忽视。早期最常见的表现为厌食多被误认为单纯消化不良，而失去早期治疗的机会。若发现单项HBsAg阳性时切勿轻易诊断为乙型肝炎病毒携带者。因婴幼儿一旦感染，病毒极易在肝细胞内复制或者整合。典型的婴幼儿乙型肝炎多以急性黄疸型为主，持续时间较短，消化道症状明显。年长儿童多以轻型、无黄疸型居多，起病隐匿，常在入托或查体时发现。慢性活动性肝炎的病程长，患儿一般营养状况较差，部分患儿的生长发育受到影响。

孕妇患乙型肝炎对胎儿有何影响？

母婴垂直传播是我国乙型肝炎传播的主要方式。垂直传播是指病原体经受精卵或胚胎由亲代直接传至子代的传播方式。

因为孕妇患乙型肝炎，乙型肝炎病毒可通过母婴垂直传播给胎儿。所以对于准备妊娠的妇女，孕前应进行HBV和HCV病原学检测和肝功能检测，注意饮食卫生，必要时进行乙型肝炎疫苗预防接种，医疗活动应在正规医疗卫生单位进行，以减少医源性传播。而对于肝功能正常而呈乙、丙型肝炎病毒慢性携带者，应进一步检测HBV DNA、HCV RNA，以了解病毒复制情况及母婴传播的概率，必须注意乙型肝炎病毒慢性携带者中的肝脏有炎症改变，所以对携带者能否承受妊娠应进行具体分析，根据其肝功能、B超肝脾改变情况等，考虑其对妊娠的承受力。肝功能异常的肝炎患者，建议首先治疗肝炎，急性肝炎患者应在肝功能恢复稳定2年后妊娠最为理想。慢性肝炎患者应在肝功能相对稳定时妊娠。

在一般情况下，孕妇感染了病毒性疾病，胎儿不受影响。因为在正常状态下，母亲和胎儿之间存在着一层半透膜性质的胎盘屏障，使母亲和胎儿的血液完全分开，只允许营养物质、氧气等小分子物质通过，而不允许大分子物质及细菌、病毒通过。但在妊娠早期却有所不同，特别是妊娠的前12周内，胎盘屏障尚不完善。如孕妇在这一时期感染了乙型肝炎，则乙型肝炎病毒就可轻易通过胎盘屏障，进入胎儿体内，与胎儿肝细胞发生整合。早期妊娠若感染HBV，可使胎儿畸形；胎盘屏障形成后，若母亲感染乙型肝炎病毒，母亲的全身性病毒血症过程可造成胎盘炎症反应，使胎盘屏障遭到破坏，胎盘的通透性增加形成胎盘渗漏是引起胎儿宫内感染的主要原因；晚期感染乙型肝炎，可发生流产、早产、死胎、新生儿窒息。因此，妊娠期的妇女应尽量避免乙型肝炎和其他一些疾病的感染。若妊娠期已感染了乙型肝炎，则最好采取终止妊娠的措施，待乙型肝炎病情稳定后再怀孕。如不愿意终止妊娠，则应及早去医院做遗传学检查，或定期至医院接受治疗监测及指导。

中医如何认识乙型肝炎？

中医学虽无"病毒性肝炎"的病名，但有关黄疸、胁痛、积聚、鼓胀、肝瘟等病症的记载与病毒性肝炎颇相似，现代的中医认为病毒性肝炎更近似于传统医学记载的"肝瘟"，有关"肝瘟"的记载始于《内经》，明末清初的温病学家吴又可的《瘟疫论》中指出"夫瘟疫之为病，非风非寒非暑非湿，乃天地间别有一种异气所感""大约病遍于一方，延门阖户，众人相同""为病种种，是知气之不一也。盖当其时，适有某气专入某脏腑经络，专发为某病""各随其气而为诸病"。这与西医学中肝炎病毒的传染性方式相符。故而不少医家认为病毒性肝炎的根本原因是感染某种专一的瘟疫毒邪，又兼夹其他邪气如湿热瘀等相须为患。感受不同的瘟疫毒邪，导致各种不同的病毒性肝炎。

（1）湿邪作祟：乙型肝炎邪实的存在，以湿邪为主，湿邪有内、外之分，慢性乙型肝炎以内湿为主。人体内湿产生的原因有两个：一是脾失运化，水湿停滞而成；二是由于体内津液输布受阻所致。水湿运化在脾，而水液在人体的输布有赖于肺、脾、肾等脏腑。因此，内湿的形成涉及的脏腑多，但因脾主运化水湿，脾性喜燥恶湿，内湿与脾的关系最为密切。脾虚生湿，湿阻气机，同时湿又困脾，影响气机的升降，从而导致肝失疏泄。再者，肝木克脾土，脾土虚肝木乘，则相对肝旺。可见，湿邪作祟所致乙型肝炎以脾虚生湿为基本病机。总体上看，湿邪所致急性乙型肝炎是实证，以邪实为主；湿邪所致慢性乙型肝炎则以正虚或虚实夹杂为主。

（2）肝郁致病：肝性刚而喜柔，性喜条达而恶抑郁。急性乙型肝炎祛邪不尽，或肝失疏泄，病邪在体内留滞难去，则病邪留滞于肝，或邪去而肝功能不复等，都是导致肝气郁滞不得疏解，而成为临床慢性乙型肝炎的基本条件和主要病机。从临床慢性乙型肝炎的症状和体征看有右胁胀痛、急躁易怒及肝脾大等，都是肝气郁滞所造成的。以肝郁气滞为基础，肝郁则肝疏泄失常导致木不疏土；或素有脾气虚弱的体质因素，进而形成肝郁脾虚。

（3）阳气虚弱：阳气虚弱是慢性乙型肝炎常见虚证病理变化之一，临证多由素体阳虚或急性乙型肝炎过用苦寒伤及阳气等，导致人体阳气虚，抗病能力减退。慢性乙型肝炎阳气虚，病位在肝，因肝属厥阴，而厥阴是三阴交尽，一阳初生。慢性乙型肝炎阳气虚弱的病理还体现为脾阳虚，脾阳虚则脾失健运，内生湿浊，湿为阴邪又易损伤阳气，加重内湿，成为临床慢性乙型肝炎的重要诱发因素。肾阳为一身阳气的根本，慢性乙型肝炎阳气虚，亦体现为肾阳虚，肾阳虚则一身阳气不足，人体失于阳气的温煦推动，一方面各脏腑组织器官功能减退，另一方面气血津液易于停滞而成气滞血瘀痰凝的病理。

（4）疫毒内侵、伏于血分，阴阳双损、气血失调，合而为病：慢性乙型肝炎除上述湿热等导致人体肝郁气滞，血瘀痰凝及损伤人体正气病因病机理论外，历代医家结合乙型肝炎发病特点，逐步形成"疫毒"致病学说。"疫毒"之邪多为外感致病因素，亦可由湿邪蕴结日久而生。"疫毒"之邪伤人具有传染性、致病特异性、潜伏性等特点。"疫毒"为患在慢性乙型肝炎发病中虽然不甚急骤，但因人体此时正气虚，抗邪力弱，故"疫毒"之邪难以速去，此时邪多深伏于血分，进而出现人体虚损性或失调性病变。

病因篇

◆ 乙型肝炎病毒是一种什么样的病毒？

◆ 什么是"大三阳"？什么是"小三阳"？其临床
  意义如何？

◆ 乙型肝炎是怎样发病的？

◆ 乙型肝炎传染性有多强？

◆ 慢性乙型肝炎为何难治愈？

◆ ……

乙型肝炎病毒是一种什么样的病毒？

乙型肝炎病毒（HBV）是引起人类乙型肝炎的病原体，它属嗜肝脱氧核糖核酸（DNA）病毒家族的一员，其基因组长约3.2kb，为部分双链环状DNA。嗜肝DNA病毒除了人HBV外，还有东方土拨鼠HBV、地松鼠HBV和鸭HBV等。他们分别只传染给同一种属的宿主。

HBV在电子显微镜下可观察到三种形态：完整的乙型肝炎病毒颗粒，又称为丹氏颗粒（Dane颗粒）。丹氏颗粒直径约为42nm，含有一个27nm的核心颗粒，是成熟的病毒，有很强的感染性。它具有双层核壳结构，壳相当于包膜，含有乙型肝炎病毒表面抗原（HBsAg），俗称"澳抗"。剥去外膜则为HBV的核心部分，核心内含有核心抗原（HBcAg）和e抗原（HBeAg），颗粒内部有HBV的脱氧核糖核酸（HBV DNA）。除了丹氏颗粒外，HBV还有直径为22nm的小球形颗粒和长度不一的管型颗粒，这二种颗粒均是不完整的HBV，仅含有表面抗原成分，没有HBV基因组，不含核酸，不能复制，当然也就没有传染性。

HBV侵入人体后，与肝细胞膜上的受体结合，脱去外膜，穿入肝细胞质内，然后脱去衣壳，部分双链环状HBV DNA进入肝细胞核内，在宿主酶的作用下，以负链DNA为模板延长正链，修补正链中的裂隙区，形成共价闭合环状DNA（cccDNA），然后以cccDNA为模板，在宿主RNA聚合酶Ⅱ的作用下，转录成几种不同长短的mRNA，其中3.5kb的mRNA含有HBV DNA序列上全部遗传信息，称为前基因组RNA。后者进入肝细胞质作为模板，在HBV反转录酶作用下，合成负链DNA；再以负链DNA为模板，在HBV DNA聚合酶作用下，合成正链DNA，形成子代的部分双链环状DNA，最后装配成完整的HBV，释放至肝细胞外。胞质中的子代部分双链环状DNA也可进入肝细胞核内，再形成cccDNA并继续复制，cccDNA半寿（衰）期长，很难从体内彻底清除。

HBV不直接损害肝细胞，肝组织相伤是通过机体免疫反应所引起的。HBV在感染肝细胞后，可改变肝细胞表面的抗原性，并刺激T细胞变成致敏淋巴细胞，攻击带有病毒的肝细胞，在清除病毒的同时，导致肝细胞破裂、变性和坏死。

HBV 的抵抗力较强，在人体外有较强的存活能力。在 –20℃能存活 10 余年，在 20~32℃可存活至少 6 个月，在 37℃下可存活 7 天，56℃时可存活 6 小时，但煮沸 10 分钟或高压蒸气均可灭活 HBV。HBV 对消毒剂也很敏感，如 0.5% 过氧乙酸、3% 漂白粉液和 5% 碘伏和气体环氧乙烷等均可有效杀灭乙型肝炎病毒。

HBV能在人体哪些器官中存在？

HBV 通过注射部位或破损皮肤、黏膜进入机体所能迅速通过血流到达肝脏和其他器官，包括胰腺、胆道、肾脏和骨髓细胞等。HBV 有明显的嗜肝性和轻度的泛嗜性。

（1）肝脏：HBV 主要存在于肝脏，并在肝细胞内进行大量复制。但病毒不直接致肝细胞病变，主要由宿主细胞免疫反应所致，引起急性肝炎、慢性肝炎和肝衰竭。肝脏损害的特点是变性、坏死、增生和炎症细胞的浸润。当发生急性或亚急性肝衰竭时可出现大片肝组织坏死，最后形成结节性肝硬化。HBV 在肝细胞内与人体染色体的整合，可启动激活多种细胞促进因子，促进肝细胞癌的发生。

（2）肾脏：乙型肝炎患者血液中 HBV 的抗原和抗体相结合的免疫复合物沉积在肾小球基底膜上，可引起乙型肝炎相关性肾炎和肾病综合征，引起水肿、疲乏、尿蛋白等临床表现，也是 HBV 肝外感染主要疾病。

（3）造血细胞和单个核细胞：骨髓造血细胞可感染 HBV，HBV 在其中保存和复制，但复制水平极低。在外周血单个核细胞可存在 HBV DNA，一般与血清中 HBV DNA 保持一致。有时血清中 HBV DNA 已被清除，但在单个核细胞中潜藏，是 HBV 感染持续存在和复发的原因之一。

（4）胆道：80% 的急性乙型肝炎、50% 的慢性乙型肝炎、失代偿性肝硬化几乎均有胆道感染。表现为右上腹疼痛，由乙型肝炎病毒合并细菌感染引起。

（5）胰腺：胰腺炎是暴发性乙型肝炎常见并发症，急慢性乙型肝炎病变活动时，也可发生急性胰腺炎，表现为上腹疼痛，患者的血清及尿淀粉酶增高。

HBV的基因组成、基因型分类及临床意义是什么？

HBV的基因组成，其负链核苷酸序列至少有4个部分重叠的开放读码框（ORF），S、C、P、和X基因，ORF之间互相重叠。S-ORF：分为S基因、前S$_2$区和前S$_1$区，各有其起始密码ATG，编码外膜蛋白。C-ORF：分为C基因和前C区，编码核壳，是免疫攻击的靶表位所在。P-ORF：是最长的读框，编码末端蛋白、反转录酶和RNA酶。X-ORF：开始鉴定时对其基因产物的功能不明而称X，现已了解其基因产物转式激活增强子和启动子的转录功能，编码X蛋白。

根据HBV全基因序列差异≥8%或S区基因序列差异≥4%，可将HBV分成不同的基因型，目前HBV分为A~I 9个基因型。基因型反映了HBV自然感染史发生的变异特点，是病毒变异进化的结果。

基因型呈一定的地域性分布，世界不同地区HBV基因型分布不同，A型为全世界分布，B型、C型主要分布在亚洲，D型主要分布在南欧、美洲、澳洲中东，E型主要分布在非洲，F型主要分布在美洲土著人和波利尼西亚，G型主要分布在美洲、欧洲，H型在美国被发现，I基因型较少见，我国云南省曾有发现。基因型G常与基因型A共同感染，是否有与基因型E共同感染的趋势仍不清楚。我国对广州、沈阳、北京和重庆无症状乙型肝炎表面抗原携带者（ASC）的HBV DNA进行基因分型，结果广州B型32.8%，C型42.7%，B、C混合型23.0%，其他1.6%；重庆B型35%，C型40%，B、C混合型25%；北京B型25%，C型50%，B、C混合型25%；沈阳B型11.1%，C型88.9%。因而，我国HBV DNA的基因型以C型和B型为主，北方主要是C型。与基因型C型相比，B基因型感染者可较早出现HBeAg血清学转换，较少进展为慢性肝炎、肝硬化和原发性肝细胞癌。

HBV基因型与HBV C区的核心启动子（BCP）变异有密切的关系，C区启动子（BCP）变异，可能阻碍前C区mRNA转录，造成HBeAg滴度下降或消失，从而激发或加重机体免疫反应，同时使病毒复制增强，病情加重，并且发现与肝硬化及肝细胞癌的发生具有明显的相关性。BCP变异多发生于C型，而D型与C型、B型相比无显著性差异。

HBV前C区可发生1896A、1862T、1899A等部位的变异，其中1896A

位点突变在基因型B型中较C型更常见，其变异可使第28位的密码子色氨酸转变为终止密码TAG，使前C/C区编码的HBeAg合成提前终止，形成HBeAg阴性的慢性乙型肝炎。

此外，HBV基因型与肝癌存在一定的关系。研究结果显示HBV的X蛋白与肝癌的发生、发展、侵袭、转移都有密切关系。

HBV基因型与治疗效果的关系，A基因型慢性乙型肝炎患者对干扰素治疗的应答率高于D基因型，B基因型高于C基因型，A和D基因型又高于B和C基因型。至于基因型是否影响核苷（酸）类似物的疗效尚未确定。

何为HBV准种？有什么临床意义？

所谓准种是指不同病毒种群间核酸突变造成的序列长度差异一般不超过核苷酸总长度2%~5%，尚不构成病原体不同基因型或血清型，但存在基因序列差异即基因异质性的现象。基因型与亚型若无高突变或同源重组常呈稳定状态，而准种则一直在演化。准种反映了某一特定时刻病毒与宿主间的相互平衡，其作为一种变量能客观实际地联系着异质性与感染。

1979年首次完成HBV DNA的克隆化之后，随着对更多的HBV DNA全基因或基因片段的克隆和序列分析，发现不同患者感染的HBV DNA序列存在差别，而且不同基因序列的HBV感染机体后产生的抗体应答的性质也存在显著的差别，因此，根据HBV感染之后抗体应答性质的差别，将HBV分成不同的血清型；根据HBV DNA基因序列的不同，将HBV分成不同的基因型。临床研究结果表明，不同血清型和基因型的HBV感染的流行病学特点、临床表现、预后、抗病毒治疗的应答等存在显著的不同。不同患者感染的HBV存在异质性，每一个患者血清中都存在大量拷贝的HBV，每一拷贝的HBV DNA序列不尽相同，而表现出HBV准种的特点。

HBV准种概念改变了人们对HBV存在状态的看法，是对HBV存在状态认识的一场革命。

耐药突变株的出现是HBV治疗中的严重问题。从准种角度看，任何慢性乙型肝炎患者血液中的HBV由于不同病毒群复制能力与机体免疫力的相互作用最终达到了一个种群间的平衡状态，但这种平衡从应用核苷类似物开始即被打破，药物的选择压力迫使各种病毒种群所占的相对比率产生新调整，优势种群和不同的劣势种群发生转换，亦即出现种群的漂变现象。

　　与抗病毒药物疗效关系最为密切的是 HBV P 区的准种变异情况。拉米夫定是目前较好的抗病毒药，但在应用过程中发现，当病毒出现 YMDD 变异后会产生拉米夫定耐药。YMDD 结构域的变异是导致拉米夫定抵抗的重要原因。这种变异可表现为多种形式，且多自发、随机产生的。用药前即可检测到变异株存在，不过不易检测到，用药过程中由于药物的诱导和选择作用，药物敏感病毒株生长受抑制，突变型病毒株转变为优势准种，从而非常容易地被检测出来。

哪些原因容易导致 HBV 变异？

　　自然界物种普遍存在变异，变异是生物适应环境谋求生存的重要方法，HBV 具有适应性和变异性的倾向。

　　HBV 的复制速度很快，据推算，HBV 每 24 小时可复制 $10^{12}\sim10^{13}$ 拷贝。HBV 虽然属于 DNA 病毒，但其复制过程并非 DNA-DNA 的直接复制过程，而是经过前基因组 RNA 的中间过程，即 DNA-RNA-DNA 的复制过程。前基因组 RNA 反转录为负链 DNA 的过程中，HBV 反转录酶由于缺乏严格校正机制，易致反转录过程中核苷酸的错配。HBV 复制的错配比率介于其他 DNA 病毒和 RNA 病毒之间，大约为 $1/10^5$。其变异率比其他 DNA 病毒高大约 10 倍。如此高的病毒载量和更新率，以及较低的复制忠实性均可增加变异的产生和 HBV 准种池的容量。

　　HBV 病毒群的演变也符合达尔文进化论的规律。有些位点的变异，可能是致死性的，这部分变异的 HBV 不能存活。有些位点的变异对其复制能力没有显著影响，但很多位点变异导致子代病毒复制能力降低或增强。不同基因序列的病毒株在病毒群中所占的相对比例，一方面取决于病毒株自身的复制能力，另一方面也受到机体免疫压力选择的影响。核苷（酸）类似物的应用可改变病毒生存的外部环境，在治疗过程中病毒群也会发生相应的改变。

　　HBV 高变异还与 HBV 基因型、宿主免疫和外源性压力选择（包括核苷类似物、干扰素、乙型肝炎疫苗和 HBIG）等因素有关。

HBV变异的常见部位及临床意义如何？

HBV变异广泛存在基因组的不同部位，如前S/S，前C/C区，P区及X区，但某些位点较常发生变异，如前C区1896位、C区1762及1764等。

（1）S基因变异可导致隐匿性HBV感染，表现为血清HBsAg阴性，但仍有HBV低水平复制（血清HBV DNA常<10^4 cps/m1）。

（2）前C区和基本核心启动子（BCP）的变异可产生HBeAg阴性变异株。前C区最常见的变异为G1896A点突变，形成终止密码子（TAG），不表达HBeAg。BCP区最常见的变异是A1762T/G1764A联合点突变，选择性地抑制前C mRNA的转录，降低HBeAg合成。

（3）P基因变异主要见于POL/RT基因片段（349~692 aa，即rtl~rt 344）。在P基因变异中，当前引起人们关注的是核苷（酸）类似物耐药变异。目前所有口服核苷（酸）类似物长期治疗过程中均可出现耐药变异，包括拉米夫定（Lamivudine，LAM）、阿德福韦（Adefovir，ADV）、恩替卡韦（Entecavir，ETV）和替比夫定（Telbivudine，LDT）。LAM相关的HBV耐药变异与P基因变异密切相关，并且P基因变异是多位点变异：A区rtL80V/I、rtL82M，B区rtV173L、rtL180M、rtA181T、rtA183T，C区rtM204S、rtM204I/V等变异，而以C区YMDD基序（酪氨酸-蛋氨酸-天冬氨酸-天冬氨酸）变异（rtM204I/V）最为重要。ADV耐药变异主要出现在P基因RT的B和D区，变异类型为A181V和N236T。ETV是一种脱氧鸟嘌呤核苷类似物，能有效抑制HBV多聚酶的启动和前基因组mRNA反转录，终止负链合成，并能抑制HBV DNA正链合成，在鸭模型中还有抑制HBV ccc DNA的作用。可在LAM耐药位点的基础上，同时发生rtT184A/G/I/S、rtS202G/I和rtM250V变异（伴或不伴rtI169T），从而导致ETV耐药和病毒反弹。

什么是乙型肝炎病毒YMDD变异？

所谓YMDD变异，就是HBV P区编码的DNA聚合酶基因在739或741位点发生突变，其编码的HBV反转录酶活性部位"酪氨酸（Y）-蛋氨酸（M）-天门冬氨酸（D）-天门冬氨酸（D）"（YMDD结构域），变为"酪氨酸（Y）-缬氨酸（V）-天门冬氨酸（D）-天门冬氨酸（D）"（YVDD）或"酪氨酸（Y）-异亮氨酸（I）-天门冬氨酸（D）-天门冬氨酸（D）"（YIDD），导致反转录酶亚结构发生改变，妨碍了HBV与拉米夫定的结合，从而造成HBV对拉米夫定敏感度下降。

国内外多中心临床研究显示，拉米夫定治疗一年时有16%~32%的患者发生YMDD耐药变异，治疗四年时可达70%。YMDD耐药变异的患者可表现为血液中乙型肝炎病毒含量再次升高，部分患者可同时伴有谷丙氨基转移酶的升高。

HBV DNA愈高病情就愈重吗？

研究表明，在HBsAg阳性的中国成年患者中，与HBV DNA低于检测低限的患者相比，血清HBV DNA水平高（$\geq 10^5$ cps/ml）与十年后肝细胞癌和慢性重症肝炎死亡率增高显著相关。同时，HBV DNA水平高是进展为肝硬化或肝细胞癌的显著预测指标。推测，这可能和HBV DNA水平高的患者，肝脏内被侵犯的肝细胞更多，更容易诱发肝炎活动，从而导致重症肝炎和肝癌的发病率高于病毒载量低于检测低限的患者有关。

然而，就如同吸烟者肺癌的发病率高于不吸烟者，但并不等于说，每个吸烟者都会得肺癌一样。乙型肝炎HBV DNA高的患者，也不是都会加重病情。这里还有个体差异，临床上经常可以看到血清HBV DNA很高、但肝功能始终正常、B超定期检查也没有发现进行性变化的患者。这样的情况下可以暂时不做特殊处理，而也有的患者血清HBV DNA不高，但肝功能却明显恶化，需要及时治疗。因此，定期检查肝功能、HBV DNA和B超等，可以帮助我们了解肝脏病情的变化，有助于根据具体情况，采取必要的措施，阻断或逆转病情的进展，尽最大可能避免重症肝炎、肝硬化和肝癌的发生。

何谓HBV隐匿性感染及隐匿性慢性乙型肝炎？

HBV隐匿性感染是指血清HBsAg阴性，但应用聚合酶链反应（PCR）技术检测血清和（或）肝组织中HBV DNA阳性，称为隐匿性HBV感染。这种感染状态可发生于抗–HBs和（或）乙型肝炎核心抗体（抗–HBc）阳性的患者，也可见于HBV血清标志物均阴性的个体。血清HBsAg阴性，但血清和（或）肝组织中HBV DNA阳性，并有慢性乙型肝炎的临床表现，称之为隐匿性慢性乙型肝炎。患者可伴有血清抗–HBs、乙型肝炎e抗体（抗–HBe）和（或）抗–HBc阳性；约有20%的隐匿性慢性乙型肝炎患者除HBV DNA阳性外，其余HBV血清学标志物均为阴性。

隐匿性HBV感染的发生率与国家、地区、不同人种群相关。在HBV高流行地区，献血员中有7%~19%为隐匿性HBV感染，在HBV低流行地区，为0~9%。北美地区，在HBV标志物阳性的人群中，HBV DNA的检出率为8%，在抗–HBs和（或）抗–HBc阳性的人群为18%，由此可见，隐匿性HBV感染并不少见。

HBV隐匿性感染的可能机制如下。①HBV DNA序列的变异或整合可改变HBV蛋白的表达，导致HBsAg无法检测出和可能的宿主免疫应答逃逸。②外周血单个核细胞（PBMC）感染HBV，肝外HBV复制可使HBV感染持续存在。③血中含HBV DNA的免疫复合物持续存在可以产生HBsAg阴性的病毒血症。④合并其他亲肝病毒感染可干扰或抑制HBV的复制。

隐匿性HBV感染和隐匿性慢性乙型肝炎不可忽视，其流行病学及临床意义重大。

（1）隐匿性HBV感染是乙型肝炎疫苗接种无应答（可理解为失败）原因之一：正常人群接种乙型肝炎疫苗，5%~12%无应答，HBsAg阴性HBV感染是免疫失败的主要原因之一。

（2）输血后乙型肝炎：目前献血员均需检测血清HBV标志物，阴性者才能献血。隐匿性HBV感染者，常规筛选HBV标志物阴性，若将其血液输入受血者，可能引起输血后乙型肝炎。

（3）HBV垂直传播：在人类和旱獭肝炎模型研究中均证实，隐匿性HBV感染者的母亲可导致下一代的病毒感染。HBsAg阴性的隐匿性HBV感染孕妇，垂直传播率高达52.67%。因此，隐匿性感染者是HBV母婴传播的重要传染源。

（4）器官移植失败：隐匿性HBV感染者行异体肝移植后，可导致HBV的显性感染。受肝者在植入隐匿性HBV感染者肝脏后可使HBV感染发展，导致移植失败。

（5）隐匿性肝病：我国多位学者报道，在不明原因的肝炎患者中，有30%~80%为隐匿性HBV感染。国外对50例不明病因的慢性肝炎患者进行检测，发现30%血清HBV DNA阳性，而且在肝组织中亦可检出低水平的HBsAg和核心抗原（HBcAg）表达，其中53%有明显的肝纤维化和肝硬化，随访中反复肝活体组织检查发现，18.2%的患者由原来的慢性肝炎发展为肝硬化。

（6）肝癌：一般认为隐匿性HBV感染与肝癌有关。来自流行区的资料表明，超过60%的HBsAg阴性的肝癌患者，血清中可检测到HBV DNA。HBV慢性感染导致肝硬化，后者与肝癌密切相关。鉴于隐匿性HBV感染确实存在，并有相当大的潜在危险性，应引起我们足够的重视。

乙型肝炎病毒感染后都会得肝炎吗？

我国几乎50%的人群感染过乙型肝炎病毒，一般人群持续携带病毒者达7.18%左右，但真正肝炎患者仅占其中的20%。这是怎么回事呢？乙型肝炎病毒感染后都会得肝炎吗？其实，感染和得病是两个概念，感染乙型肝炎病毒后会出现以下几种情况。

（1）乙型肝炎病毒感染后没有任何症状，由于人体的免疫功能正常，病毒很快从血中清除，这是最理想的结局，也是绝大多数人感染的结果。

（2）感染后虽然没有任何症状，但血液里长期带有病毒，称"慢性无症状病毒携带者"。

（3）一小部分人感染后可急性发病，出现黄疸、食欲差、乏力、肝区疼痛等症状伴肝功能异常，急性感染后5%~10%的患者可转变成慢性肝炎。

乙型肝炎病毒感染的血清学标志物有哪些？

人们到医院进行体检时，通常要检查乙型肝炎病毒血清学标志物。化验单上记录为HBV-M，主要包括乙型肝炎表面抗原（HBsAg）和表面抗体（抗-HBs），乙型肝炎e抗原（HBeAg）和e抗体（抗-HBe），乙型肝炎核心抗体（抗-HBc）。理论上应该查三对，因为乙型肝炎核心抗原仅存在肝细胞核内，在血清中检测不出来，只有查抗-HBc，这就是大家俗称的"两对半"，也叫作"乙型肝炎"五项。除了注射乙型肝炎疫苗者可检出抗-HBs之外，这五项中其他任何一项阳性，都表示有过乙型肝炎病毒感染。

什么是"大三阳"？什么是"小三阳"？其临床意义如何？

感染HBV后有几十种临床表现模式，但最多见的是"大三阳"和"小三阳"，什么是"大三阳"和"小三阳"？

"大三阳"即HBsAg、HBeAg、抗-HBc三项同时阳性，"大三阳"通常情况下HBV DNA水平较高，标志着乙型肝炎病毒感染及病毒在体内复制，病毒很活跃，有明显的传染性，但不能显示其肝炎病情轻重程度，应结合其他检测指标及临床表现具体判定。

"小三阳"即HBsAg、抗-HBe、抗-HBc三项阳性。急性乙型肝炎过程中出现"小三阳"改变常提示近期可能痊愈。而在慢性乙型肝炎过程中出现"小三阳"改变能有两种情况。一种情况是慢性乙型肝炎患者，由"大三阳"转为"小三阳"，提示乙型肝炎病毒低复制或无复制状态，病毒稳定，传染性很小或无传染性，肝脏炎症减轻，肝功能恢复正常，直至痊愈。另一种情况是前C区1896A位点或C区BCP变异导致HBeAg合成障碍，形成HBeAg阴性慢性乙型肝炎，其病情反复，进展迅速，常很快发展为肝硬化、肝癌或肝衰竭，预后差，因此，对这种"小三阳"者必须进行定期检查和长期追踪，并加强自我保护，防止发生肝硬化，切不可大意。

乙型肝炎的自然病程是怎样的？

受乙型肝炎病毒HBV感染后，患者肝炎的自然病程随年龄的不同而异。特别是围产期或婴儿的感染，与成人或青少年的感染，其病程和预后差异很大。

在我国围产期和婴幼儿时期HBV感染者中分别有90%和25%~30%发

展为慢性感染，而5岁以后感染者仅有5%~10%发展为慢性感染。我国的HBV携带者绝大部分来自围产期感染，典型的围产期或婴儿感染自然病程可分为四个时期：①免疫耐受期；②免疫清除期；③非复制或低复制期（非活动携带者状态）；④再活动期。四个时期不能截然分开，常会有反复。

　　免疫耐受期，乙型肝炎病毒HBV侵入肝细胞并进行复制，HBV DNA增高且HBeAg抗原阳性，但无免疫应答，无肝细胞大量死亡发生，氨基转移酶正常，无明显临床症状。这一阶段的特点是时间较长，如果不做体检，往往不会被发现。外表看来和健康人没有两样，生活或学习都很正常，如果不进行查体不会知道有乙型肝炎这回事。处于免疫耐受期的乙型肝炎患者数量众多，通常是在偶然查体时被发现。随着病毒携带时间的增长，机体免疫机制发生了变化，开始了对于乙型肝炎病毒的识别和清除工作。从免疫耐受期转入免疫清除期。免疫清除过程可能是在不知不觉中完成的，也有可能是在明显的炎症发病过程中完成的。肝内反复的炎症活动，可以导致肝功能异常氨基转移酶升高等，出现肝炎症状疲乏、食欲不振、尿黄、肝区不适等。若患者免疫应答良好，则可由免疫清除期转入非复制期或低复制期。此时，HBV DNA转阴，HBeAg转阴，抗-HBe转阳，发生HBeAg、抗-HBe血清转换，即所谓的"大三阳"转为"小三阳"，病毒复制降低，ALT复常，临床上好转。部分处于非活动期的患者可能出现肝炎的再次发作，多数为HBeAg阴性、抗-HBe阳性、HBV DNA活动性复制，肝功能持续异常或反复波动，成为HBeAg阴性慢性乙型肝炎，这些患者可进一步发展可导致肝硬化、肝衰竭和HCC等。也有部分患者可出现HBsAg消失和HBV DNA转阴，预后良好。据统计，慢性乙型肝炎自发性HBeAg血清转阴年发生率为2%~15%，其中部分患者此后可能进一步有HBsAg表面抗原转阴（年发生率0.5%~1.0%）。在自发性HBeAg、抗-HBe血清转换后，即在非复制期或低复制期非活动携带者状态，还可能发生再度激活，病毒载量增加，HBV DNA、HBeAg和ALT均反复波动，临床加重或恶化，尤其在接受化疗或免疫抑制治疗时，称为"再激活"。成人期感染仅有免疫清除期和非复制或低复制期，而无免疫耐受期。

　　持续HBV DNA转阴患者，肝硬化和肝癌发生率显著低于再激活患者。持续HBeAg血清转换和HBsAg清除的患者预后较好。

乙型肝炎是怎样发病的？

一般来说，HBV入侵肝细胞后，HBV不直接损害肝细胞，或者说乙型肝炎不是HBV直接损害所引起的，而是HBV感染后激发的人体免疫应答所致。所谓免疫应答是指抗原（HBV）侵入人体后首先由巨噬细胞摄取和处理后，将抗原信息传递给T淋巴细胞和B淋巴细胞，这两种淋巴细胞进行增殖和分化，T淋巴细胞分化成淋巴母细胞，最终成为致敏的T淋巴细胞，其中细胞毒性T淋巴细胞（CTL或TC）识别被HBV感染了的肝细胞后即产生穿孔素和颗粒酶损害肝细胞膜，Na^+、Ca^{2+}和水流入肝细胞内，K^+从肝细胞内流出，引起肝细胞溶解破坏；此外CD_4^+ Th细胞（细胞表面有CD_4标志的辅助性T淋巴细胞）中的Th1细胞释放多种淋巴因子引起肝细胞炎症反应，此种变化称为"细胞免疫"，这就是乙型肝炎发病的机制。B淋巴细胞在血中分泌抗体，称为"体液免疫"，抗体不能进入肝细胞内，既不能破坏肝细胞，也不能杀灭肝细胞内的HBV，故乙型肝炎的发病主要是细胞免疫所致。但肝细胞破坏溶解后，HBV从肝细胞内释放出，可被巨噬细胞吞噬，或与乙型肝炎表面抗体（抗–HBs）结合，成为免疫复合物后被巨噬细胞吞噬并由肾排出，使HBV得以清除，以防止肝细胞破坏后释放出的HBV再次侵入未受感染的肝细胞。

近来有学者发现免疫应答过程中产生的细胞因子，如 γ–干扰素等可不通过肝细胞的溶解，在肝细胞内清除HBV。

乙型肝炎与免疫功能有何关系？

人类在生存过程中，不断与病原微生物斗争，相互适应，逐渐建立起一系列防御功能，以消除或消灭病原微生物，这一系列防御功能是通过人体免疫系统的正常反应来实现的。

人体免疫系统分为"非特异性免疫"和"特异性免疫"两大部分。"非特异性免疫"包括皮肤黏膜屏障，血–脑屏障及血液中的吞噬细胞等，是人们在出生时就具有的，对稳定机体内环境起着重要作用。"特异性免疫"是机体在后天生活过程中受到，例如乙型肝炎病毒等感染刺激后产生的特异性防御功能，俗称"抵抗力"，主要有"细胞免疫"和"体液免疫"两种。

乙型肝炎是HBV感染后激发起的人体免疫应答。乙型肝炎的发生、发展及预后都与人体的免疫功能有着密切关系。机体的免疫功能可因个体差异而有正常、降低及亢进之别，临床表现亦不同。

（1）免疫功能正常者，CTL可对已被HBV感染的肝细胞产生适当的免疫杀伤及诱生肝细胞凋亡（指肝细胞为维持其自身新陈代谢平衡而由细胞死亡基因指导的细胞生理性自杀过程），表现为肝细胞损伤、肝组织炎症和坏死病变。正常免疫过程中产生的细胞因子如干扰素等，可加强和协调免疫功能，使健康的肝细胞处于抗病毒状态，阻止HBV的入侵，表现为急性乙型肝炎，由于HBV被清除，肝细胞组织病变修复，预后良好。

（2）免疫功能低下者（CTL及CD、Th功能低下）只能溶解和清除一部分已被HBV感染的肝细胞，而不能全部清除，致HBV感染持续存在；同时体液免疫功能低下，产生的抗–HBs量少，不能将已被溶解和破坏的肝细胞释放出的HBV全部结合成免疫复合物而被巨噬细胞吞噬后由肾排出；也由于诱生的干扰素量少，不足使未被感染的肝细胞呈抗病毒状态，致未被清除的HBV可重新侵入正常的肝细胞。免疫功能低下的同时还有免疫调节功能障碍，产生自身抗体。健康人对自身组织抗原不产生免疫应答或极微弱的免疫应答，即对自身抗原产生免疫耐受。如果对自身抗原产生免疫应答即产生自身抗体，达到一定程度时对自身组织和器官造成损伤和功能障碍即是自身免疫，引起肝细胞的自身免疫，损伤肝细胞，使肝组织病变持续发展。

HBV变异，尤其S区基因变异可使HBV形成免疫逃逸。基因变异的HBV可以躲避原未变异病毒所诱生的细胞免疫或体液免疫，而不被清除，称为"免疫逃逸"，HBV不能被人体的免疫应答清除，形成HBV持续感染。

婴儿期由于免疫功能尚未发育成熟，一旦感染HBV，绝大多数产生免疫耐受，即免疫系统对于HBV的感染表现为不能形成免疫应答，HBV可在肝细胞内增殖，出现HBV携带状态，甚至终生携带。

此外，乙型肝炎病毒DNA与肝细胞发生整合，机体无法将其清除，成为慢性HBV携带者。

（3）免疫功能亢进者细胞免疫亢进，短期内CLT损毁了大量已被HBV

感染了的肝细胞，产生了大片肝细胞坏死；体液免疫亢进，抗-HBs产生太多（主要由脾产生），在门静脉中高浓度的抗-HBs从与肝组织中的HBV相结合，引起肝窦状隙内形成广泛的微小血栓，导致肝细胞广泛坏死，同时由于Kupffer细胞（肝内固定的巨噬细胞）吞噬功能降低引起内毒素血症，产生大量TNF（肿瘤坏死因子）进一步加重肝坏死，临床上可发展成急性或亚急性重型肝炎。近年来，与慢性乙型肝炎发病有关的免疫功能和因子受到更大的重视，如Treg、TLRS、DC、DO-1、TLF、ILCr、ILS等都能说明乙型肝炎的进展。

乙型肝炎慢性化的因素有哪些？

当乙型肝炎病毒入侵人体后，约65%的感染者并不发病，仅表现为短暂的亚临床症状，出现轻度、一过性疲乏和纳差，大多数受染者并未介意，而体内的肝炎病毒已被清除，高水平的表面抗体已经产生，对乙型肝炎获得了较持久的免疫能力。约25%的感染者发病，表现为典型的急性黄疸型或急性无黄疸型的临床经过。约10%的感染者常由急性变慢性或一开始就表现为慢性乙型肝炎。

哪些人感染乙型肝炎病毒后容易发生慢性化呢？目前认为除遗传因素和种族因素外，以下几个方面在乙型肝炎慢性化中有重要意义。

（1）最初感染乙型肝炎病毒时的患者年龄。资料表明：新生儿感染乙型肝炎病毒，约90%要成为慢性乙型肝炎病毒携带者；儿童期感染乙型肝炎病毒后20%~30%，5岁以后5%~10%发展为慢性带毒状态。

（2）急性期隐匿起病的无黄疸型肝炎患者比急性黄疸型肝炎患者容易发展为慢性。这与不能得到足够的休息和及时的治疗有一定关系。

（3）免疫功能低下者，如肾移植、肿瘤、白血病、艾滋病、血液透析患者感染乙型肝炎病毒后常易演变为慢性肝炎。乙型肝炎发病的急性期使用肾上腺糖皮质激素等免疫抑制剂治疗者，常能破坏患者体内的免疫平衡，也容易使急性肝炎转变为慢性。

（4）既往有其他肝炎或肝病史者，或有并发病症者，再感染乙型肝炎病毒时不仅容易由急转慢，而且预后较差。如，原有酒精中毒性肝硬化或并发血吸虫病、华支睾吸虫病、疟疾、结核病、溃疡病、糖尿病等。

（5）其他因素：如急性期的肝炎患者过度劳累、酗酒、性生活过度、吸毒、应用损害肝脏的药物、营养不良、有其他病原微生物的严重感染或滥用药品等均可由急性转为慢性。

临床上发现氨基转移酶持续高水平超过1个半月不降者，急性乙型肝炎表面抗原持续阳性在12周以上，乙型肝炎e抗原阳性8~10周以上不转阴者，就有可能发展为慢性乙型肝炎。

乙型肝炎传染性有多强？

现在社会上多数人认为，只要接触乙型肝炎患者就会被传染，再加上媒体肝炎广告的渲染，使人人自危，谈肝炎色变，乙型肝炎的传染性真的如此可怕吗？

我国乙型肝炎高发的最主要原因是家族性的垂直传播，即父亲或母亲一方有乙型肝炎，其所生子女患乙型肝炎的概率非常大，这种遗传传播方式占我国乙型肝炎成因的50%~80%，尤以母婴垂直传播危险更高。医源性传播及血液传播也是主要途径，如输血、针灸、注射器、手术器械、牙科器械等。但接触传染的受害者主要是婴幼儿、儿童，他们不成熟和脆弱的免疫防线，是感染HBV并潜伏体内转成慢性化的主因。大多数成人有完善的防御机制，一般接触感染HBV后，能将病毒彻底清除，不留后患。只有2%~5%免疫低下或免疫缺陷的人，会成为乙型肝炎病毒携带者或乙型肝炎患者。有人问唾液中含有乙型肝炎病毒吗？接吻会不会感染？研究资料提示：唾液腺细胞可能也是乙型肝炎病毒复制的地方之一。人体感染乙型肝炎病毒后，唾液腺可能是乙型肝炎病毒的一个"储存库"。感染者唾液中HBsAg水平与其血液中的水平相关。所以，亲吻有可能也是乙型肝炎的一种重要传播途径。从这个道理分析，在共同进餐时，如果没有采取分餐方法，含有HBV的唾液有可能因受污染的饭菜而传染给他人。但也有人认为只要口腔黏膜没有溃疡、破损，是不会被感染的。至于蚊虫叮咬能否传播乙型肝炎，目前还没有确切的结论。还有人担心一般性的接触会被感染，这种担心是多余的，乙型肝炎与甲肝、戊肝不同，不会通过胃肠道途径传播，更不会通过呼吸道传播，因此日常学习、工作或生活接触如共用计算机、握手、拥抱、共用厕所等无血液暴露的接触，一般不会感染HBV。

研究表明，我国当前的乙型肝炎流行病学特征已经显示出全新的特点，如我国乙型肝炎传播途径发生变化，当前水平传播的病例明显上升，乙型肝炎自然感染率自普遍接种乙型肝炎疫苗以来，15岁以下人群乙型肝炎发病率明显下降，由12.1%/10万降至2.0%/10万。另外，通过对已婚乙型肝炎患者（条件是结婚3年以上，配偶没注射过乙型肝炎疫苗）的调查情况看，其配偶被传染而感染乙型肝炎者仅6%左右，概率很低，其子女却常常成为乙型肝炎患者。这进一步揭示，我国乙型肝炎的发病与遗传关系较大。

慢性乙型肝炎为何难治愈？

慢性乙型肝炎的治疗是世界性的难题，很多慢性乙型肝炎患者使用了多种药物治疗，但疗效均不明显，病情总发生反复。乙型肝炎之所以成为顽症与乙型肝炎病毒的结构、感染方式、免疫特性等因素有着密切的关系。

（1）乙型肝炎病毒存于人体各种组织中：乙型肝炎病毒为泛嗜性病毒，可在肝脏、胆管上皮细胞、胰腺、淋巴等组织和细胞中存在和复制。抗病毒药物较易清除血中乙型肝炎病毒，而组织细胞中的乙型肝炎病毒不易被清除或清除较晚，成为乙型肝炎复发的重要原因之一。

（2）免疫耐受：母婴垂直传播与婴幼儿水平传播为我国乙型肝炎病毒主要感染特点。机体免疫系统发育阶段与乙型肝炎病毒感染相伴随，成熟后误将乙型肝炎病毒认为自身成分而难以发挥排斥清除反应。这是我国慢性乙型肝炎难治性原因之一。

（3）基因整合：早期感染乙型肝炎病毒，由于免疫耐受常无感染表现，至成年期发现而开始治疗时，中间往往间隔十余年，乙型肝炎病毒脱氧核糖核酸早已发生多处基因整合。此时治疗即使血清中乙型肝炎病毒多项指标（如"两对半"检查）下降或消失，细胞内整合的病毒基因又可在停药后复制、表达造成反跳、复发，这是我国慢性乙型肝炎难治的又一重要原因。

（4）基因变异：最新研究表明不少乙型肝炎"小三阳"患者，其乙型肝炎病毒脱氧核糖核酸（HBV DNA）呈阳性，病毒仍活跃复制，仍有传染性。这些患者95%以上存在基因突变，导致乙型肝炎病毒e抗原不能表达，病毒不易被清除，易致慢性化发展，疗效不佳。

（5）乙型肝炎病毒的复制模式不同于一般病毒：HBV侵入肝细胞之后，在复制过程中，它会在细胞核内形成医学上称为"超螺旋共价闭合环状DNA"，即cccDNA、它是HBV复制的原始模板，稳定贮存在肝细胞核内，半衰期为10~100天，且不易降解。

（6）缺少理想的抗病毒药物：目前被医学界公认的抗病毒药物只有干扰素和核苷（酸）类似物。核苷（酸）类似物有拉米夫定（LAM）、阿德福韦酯（ADV）、恩替卡韦（ETV）、替比夫定（LdT）和替诺福韦（TDF）。它们虽然能不同程度地抑制乙型肝炎病毒的复制，但很难消除HBV。且药物作用靶位均不在cccDNA，不能清除cccDNA，一旦停药后，cccDNA重新转录复制，而成为复发重要原因。更何况大多数接受核苷（酸）类似物治疗的患者，HBV病毒容易发生耐药变异，引起对抗病毒药耐药。

乙型肝炎一定会转化为肝硬化吗？

不少慢性肝炎患者以为肝硬化是必然结果，因此忧心忡忡、悲观失望。其实这种担心是多余的。在临床观察中确有一些慢性肝炎患者演变为肝硬化。实际上，即使在慢性活动性肝炎病例中，演变为肝硬化者毕竟是少数。多数患者在经过一段时期的正规治疗后活动性病变即逐渐静止下来，并非一定发展为肝硬化而成为"不治之症"。但是需要明确指出的是，在慢性肝炎期是治疗的最重要的阶段，治疗得当，肝功能改善，病毒指标阴转，可以防止肝纤维化的形成，从而避免发展为肝硬化。如果在慢性肝炎期，不进行科学的方法治疗，不阻止纤维化的形成，可以肯定地说发生肝硬化只是时间早晚的事。

所以，慢性肝炎患者要想不发展为肝硬化，一定要在正规医院接受正规治疗，否则错过治疗的最佳时机，悔之晚矣。

如何判断已发生了肝硬化？患了慢性乙型肝炎的患者非常害怕自己发展成肝硬化，而早期肝硬化因其临床症状多不典型，体征也不明显，肝脾常呈轻度肿大，肝功能正常或基本正常，不易与慢性肝炎鉴别，必要时可做肝穿刺取肝组织做病理检查来明确诊断。而晚期肝硬化有明显的肝细胞功能减退和门脉高压等临床表现，一般容易诊断。

一旦确诊为肝硬化，预示着慢性肝病进入中晚期阶段，可能因为并发消化道出血、腹水、昏迷及癌变等危及生命。因而患者大都格外担忧，甚至恐惧和悲观失望，认为得了肝硬化就再也不会好了。长期以来，医学界甚至也有类似观点，认为肝硬化的病理学基础是肝小叶结构被纤维分隔，形成假小叶或转变为结节，假小叶一旦形成，再逆转为正常的肝小叶是不可能的。肝硬化不能逆转的定论长期困扰着医学界，也令患者惊恐不安。其实，肝硬化不能逆转的结论是不正确的。最新的研究成果表明，肝硬化有可能通过药物和其他方式达到逆转。在对肝硬化患者长期随访观察过程中，发现一些患者病情曾经进入中晚期阶段，但是经过适当治疗和调养，病情趋于稳定、好转。实验也证实，肝硬化的假小叶并非一成不变，是可以逆转的。近些年来不少中药被证实具有抗肝纤维化的功能，用这些药物治疗早期肝硬化，甚至于部分中晚期肝硬化患者，获得了较好的效果。

从分子水平进一步研究发现，肝硬化的实质是肝内胶原纤维大量增生，而制造胶原纤维的是间质细胞又称成纤维细胞，这种细胞在肝炎病毒、酒精、其他毒性物质的刺激下，会发生有丝分裂，生成胶原分子并分泌排出，最后肝内广泛纤维化，使肝功能逐渐丧失。在胶原纤维形成的早期阶段，微小的纤维组织能被溶解，这是逆转肝硬化的大好时机。肝硬化后期的胶原纤维也非铁板一块，仍可能被体内一些蛋白酶切断，打开这个螺旋形结构。但这种自然清除胶原纤维的过程十分缓慢。许多中西医结合治疗方法确能通过不同的环节抑制胶原和基质的合成，促进其降解和吸收，改善肝硬化组织结构，最终达到肝纤维化逆转。

乙型肝炎会引起肝癌吗？

在我国原发性肝癌患者中约有80%可检出HBV DNA，因此慢性乙型肝炎是引起原发性肝癌的最主要病因。研究表明，HBsAg携带者均存在不同程度的病变，随时间长短而分别表现为急慢性乙型肝炎、肝硬化或肝癌。

乙型肝炎病毒感染与原发性肝癌关系密切。从分子生物学角度来看，乙型肝炎病毒与肝癌的发病有着重要关系。

（1）乙型肝炎病毒DNA整合，是病毒感染后造成肝细胞基因组严重失去稳定性的标志，可能引起DNA的重排以及DNA的丢失，从而激活或抑制一些与生长基因有关的表达，可能引致肿瘤的发生。

（2）肝癌中游离复制型的HBV DNA多为缺陷型病毒，不能产生完整的病毒释入血液，这种缺陷型病毒可能与致癌有关，亦可能为伴随现象。

（3）HBV可能相当于促癌剂，由于肝细胞增殖，造成化学致癌，引起细胞突变，经克隆选择而获优势，并形成增殖的病灶。

（4）HBV感染，使肝细胞在对化学致癌物的代谢及DNA停补过程中，加速了化学致癌物的改变和致癌作用。

50%慢性肝炎有可能发展成肝硬化，晚期肝硬化患者常出现肝细胞癌。所以，慢性肝炎-肝硬化-原发性肝癌被称为乙型肝炎的"三部曲"。如何阻断慢性肝炎-肝硬化-肝癌的"三部曲"的发生？有没有有效的办法防止肝癌的发生？遗憾地说，目前医学界还不能明确解释其发病机制，也没有找到十分可靠的预防措施。

慢性乙型肝炎是"三部曲"的罪魁祸首，所以预防慢性乙型肝炎是非常重要的。如果患了乙型肝炎应尽早接受正规治疗，通过综合的措施预防肝炎慢性化，尽可能避免使用损害肝脏的药物，避免有害的物理因子刺激，避免饮酒和过度劳累。

"乙型肝炎病毒相关性肾炎"是怎么回事？

乙型肝炎病毒侵入人体后，并不仅只在肝细胞内复制，它还会侵犯肾组织，或产生乙型肝炎病毒抗原抗体所形成的免疫复合物沉积于肾组织内，致使肾小球基底膜发生病变。

随着乙型肝炎发病率的增高，乙型肝炎病毒相关性肾炎（HBV-GN）的发病率也逐渐增加，发生率6.8%~20%。HBV-GN多发生于儿童、青少年，以男性多见。其临床表现多种多样，轻者可有眼睑水肿、腰酸痛、周身乏力、尿黄、尿少等；重者可出现高血压、血尿、肢体水肿，肾功能严重受损者会出现少尿或无尿，最后常因尿毒症而危及患者的生命。

怎样知道是否患了乙型肝炎病毒性相关性肾炎呢？尿常规可发现有大量红细胞、尿蛋白和管型；乙肝八项检查中乙型肝炎病毒表面抗原或抗体呈现阳性，或HBV DNA为阳性反应。肾组织活检发现为膜性或膜增殖性肾炎。

而中医对乙型肝炎病毒相关性肾炎的认识，总体应归属于中医"水肿""胁痛""黄疸"等病范畴。中医认为，"邪之所凑，其气必虚"，人体的正气不足是导致疾病发生的根本原因。肾为先天之本，脾为后天之本，正气不足主要指脾肾功能亏虚。本病初起，湿热蕴结于肝，下及于肾；中期湿热瘀毒互结；后期则导致肝肾阴虚，或脾肾阳虚。换言之，在本病发生发展中，起病往往由于正气不足，邪毒湿热相合，内伏于肝，久则血络不畅成瘀，肝肾同源，湿热毒邪下注于肾，损伤肾脉而呈现肾病诸症。

慢性肝炎患者为什么易得糖尿病？

肝脏是糖代谢的重要场所，慢性肝炎或肝硬化常引起糖代谢的紊乱，导致胰腺中胰岛细胞功能失调，临床上出现尿糖、空腹血糖增高。这种继发于慢性肝实质损害发生的糖尿病称为"肝源性糖尿病"。

研究表明，慢性乙型肝炎患者合并肝源性糖尿病占4%，这类患者既有慢性乙型肝炎的临床表现，又有糖尿病的临床特征，故有别于一般慢性乙型肝炎患者。

肝炎病毒有一种泛嗜性，不仅侵犯肝组织，也会侵犯胰腺，影响胰腺的内分泌功能。其发病机制与原发性糖尿病不同。近年来认为其基本机制可能主要和肝病时产生抗胰岛素有关。这种糖尿病一般无血管和神经系统并发症，常随肝病的恢复而缓解，多数患者预后良好。

中医认为肺燥、胃热、肾亏是糖尿病的病因。从整体观来看，肝源性糖尿病的发生与此同理，但肺胃肾之燥热都系肝之功能失常所致。慢性肝病日久大多肝气郁结，肝郁日久化火，木火刑金，可致肺燥心热，上焦津枯而得上消；肝郁则木横犯土，致脾津不生，胃燥遂成；肝肾同源，肝旺津耗，子盗母气，肝肾俱亏；肾亏而肝燥，肝燥则恶争，肾水不足，则相火上炎，燥热消渴之症遂生。"燥火"是消渴之病理所在，肝为阳脏，亦是阳邪产生之源。肝主藏血而司气机，体阴而用阳。肝病必然导致气血不和，是瘀血产生之源，而血瘀又是本病病理之一。血瘀气滞，气血不和，津液不布，而成消渴。肝源性糖尿病与肝郁、肝火、肝虚、肝瘀等病机紧密相关。

肝源性糖尿病与原发性糖尿病如何鉴别？

肝源性糖尿病是指继发于肝实质损害的糖尿病，临床表现以高血糖，葡萄糖耐量减少为特征，我国肝源性糖尿病多继发于慢性肝炎、肝硬化。肝源性糖尿病患者的临床表现为有呈隐性，有的显性，症状轻重不等；但与原发性糖尿病相比，典型的"三多"症状多不明显，往往被慢性肝病症状：乏力、纳差、腹胀、脾大、黄疸及腹水等所掩盖，极少发生酮症酸中毒等并发症，同时糖尿病神经及血管并发症的发生率也较2型糖尿病的低。肝源性糖尿病患者以空腹血糖正常或轻度升高，而餐后血糖明显升高为特征。

肝源性糖尿病的诊断：①在糖尿病发生之前有明确的肝病史，有时与肝病同时发生；②无糖尿病既往史和家族史，糖尿病症状轻或无；③有明确肝功能损害的临床表现，血生化检查和影像学检查的证据；④符合美国糖尿病协会（ADA）的糖尿病诊断标准；⑤血糖和糖耐量的好转或恶化与肝功能的改变相一致；⑥排除垂体、肾上腺、甲状腺疾病所引起的继发性糖尿病。

肝源性糖尿病与成年起病的2型糖尿病并发肝损害或肝病同时存在时，临床上有时难以区别。肝源性糖尿病是肝病在前，糖尿病在后，一般无糖尿病家族史，肝功能与血糖、尿糖的好转或恶化多呈一致性改变，如果胰岛自身抗体阳性，更支持肝源性糖尿病的诊断。

中医学对慢性乙型肝炎病因是如何认识的？

"慢性乙型肝炎"为西医病名。中医对慢性乙型肝炎的认识，则根据其临床表现，把慢性乙型肝炎归属于中医的肝郁、胁痛、黄疸、癥积、疫毒等病症范畴。慢性乙型肝炎的病因是多方面的，综合古代文献，概括其病因为毒邪说、"杂气"说、肝郁说、正虚说、瘀血说等多种学说。

（1）毒邪学说：湿热毒邪内侵是慢性肝炎的根本原因。湿热毒邪为患，壅滞于肝，则肝失疏泄，留阻于脾，则脾失健运。湿热较盛，则病毒复制活跃，ALT明显升高，甚至血清胆红素升高。

（2）"杂气"说：按照中医学的"三因致病"理论，慢性乙型肝炎的病因，既不属于外感六淫，亦不符合内伤七情。乙型肝炎具有传染性，但无明显流行性，发病既不同于温热病的卫气营血的传变，亦不同于湿温病的上、中、下三焦的传变。但乙型肝炎的发病确实有由气及血、由阳及阴、由中焦到下焦，甚至耗血、动血的演变过程。可以说是属于广义的"温病"范畴。其病因符合吴又可《瘟疫论》中"杂气"致病的范畴。

（3）肝郁学说：肝主疏泄，喜条达，肝郁则为病，肝气郁结是乙型肝炎的基本病机。肝郁而气有余，横克脾土则为肝郁脾湿；肝气犯胃则肝胃不和。大多数乙型肝炎患者长期表现为肝区不适、乏力、纳差、嗳气腹胀、大便不爽、脉弦等肝脾病证。

（4）正虚学说：正气虚衰，不足以抗御病邪，故而发病。正虚有三：一是脾虚，中土实则元气充，中土虚则肝木乘之，湿邪内阻，困扰脾阳则毒邪难除；二是肾虚，湿重伤阳，久病及肾，肾之精气亏损则免疫功能低下，元气不足则久病迁延；三是肝阴虚，肝藏血，体阴而用阳，邪毒外因肝脏，阴血暗耗，或肾虚精亏，肝体失养。

（5）瘀血说：湿热壅遏，脉络阻滞；肝失疏泄，血行不畅；脾不统摄，血失常道；肾气亏损，不足以温煦推动血脉，皆可导致瘀血阻滞。乙型肝炎多存在微循环灌注不足，血细胞黏附聚集现象和肝纤维化改变，都是脉络瘀阻的基本特征。

其实，慢性乙型肝炎的病因是多方面且复杂的，不可拘泥于一端。中医认为慢性乙型肝炎的病因可概括为毒侵、正虚、气郁、血阻四个方面。四者相互联系，相互影响，共同决定乙型肝炎的发生、发展和转归。正气不扶则毒邪难去，毒邪不去则正气难扶；郁不解则血难通，血不行则气必滞。西医学认为，乙型肝炎病毒的持续存在是致病的主要原因，免疫功能的紊乱或低下是发病的关键所在，微循环障碍又是本病的基本病理变化。多因学说的观点与西医学对乙型肝炎的认识是相符的。

症状篇

◆ 急性乙型肝炎有哪些临床表现？

◆ 慢性乙型肝炎有哪些临床表现？

◆ 乙型肝炎有哪些肝外表现？

◆ 慢性乙型肝炎中医如何分型？

◆ 重型肝炎的临床表现有何特点？

◆ ……

急性乙型肝炎有哪些临床表现？

急性乙型肝炎是乙型肝炎病毒（HBV）所引起的急性肝脏疾病。乙型肝炎的诊断除根据病史外，主要依靠氨基转移酶明显升高、HBsAg阳性（或HBsAg阴性，抗–HBc–IgM高滴度）。

急性乙型肝炎一般为急性起病，大多有发热、恶心、厌油、纳差、腹胀、便溏等消化道症状，体检有肝脏轻度或中度肿大，肝区叩击痛或压痛，根据有无黄疸，临床分为黄疸型肝炎和急性无黄疸型肝炎。

急性无黄疸型肝炎的临床表现主要为发热、恶寒等上呼吸道感染症状和恶心、厌油、纳差、腹胀、便溏等消化道症状，由于无目黄、尿黄、皮肤发黄等黄疸表现，常常未被明确诊治而自愈。

急性黄疸型肝炎临床过程可分为三期。

（1）黄疸前期：有非特异的前驱症状，如低热，关节酸痛，常误诊为上呼吸道感染。同时有不适、疲乏，突出症状是食欲不振、恶心呕吐。黄疸前期症状的轻重合时间长短可有很大不同，可自数日至2周。也可无明显黄疸前期，而以黄疸为最早的症状。

（2）黄疸期：最初发现常是尿黄，反映血清直接胆红素浓度升高；继而巩膜和皮肤黄染，粪便颜色变浅。黄疸1~2周内达高峰，此时大多热退、胃肠道症状明显好转。食欲好转是病情由极期开始缓解的常见标志。肝脏轻度肿大、质软，有触痛和叩击痛。小部分患者肋下可触及脾脏。血管蜘蛛痣可短暂出现。黄疸的消退要比其上升的时间缓慢得多。整个黄疸期1~6周。

（3）恢复期：随着黄疸的消退，症状逐渐好转。血清丙氨酸氨基转移酶逐渐降低，急性乙型肝炎的胆红素下降常早于丙氨酸氨基转移酶复常。绝大多数患者在3~4个月内恢复。

小儿急性乙型肝炎恢复比成人要快。在恢复期患者仍可有疲乏和不适感。临床症状和血清学检查恢复后，肝组织病变减轻，但完全恢复须在半年以后。

慢性乙型肝炎有哪些临床表现？

人感染HBV后，病毒持续6个月仍未被清除者称为慢性HBV感染，

HBsAg阳性超过6个月，或有乙型肝炎或HBsAg阳性史，现HBsAg仍为阳性者，可诊断为慢性HBV感染。根据HBV感染者的血清学、病毒学、肝功能试验及其他辅助检查结果，可将慢性HBV感染分为：慢性乙型肝炎、乙型肝炎肝硬化、慢性乙型肝炎携带者、隐匿型慢性乙型肝炎。

慢性乙型肝炎最常见的症状有乏力、纳差、厌油、腹胀、肝区疼痛、黄疸等，其乏力与劳累程度不一致，或休息后也不得恢复。肝区钝痛也较常见，有些只是表现为肝区不适，疼痛与炎症活动并不一致。慢性乙型肝炎少数患者有黄疸。约有10%的患者出现蜘蛛痣，肝掌少见。轻度慢性乙型肝炎很少有肝大；中重度过半数患者出现肝肿大，一般在2cm以内，左叶较明显，质韧，有轻微压痛。轻度慢性乙型肝炎很少有脾大，中重度者约20%患者可见脾大，一般仅肋下可触及。

乙型肝炎为何出现乏力？

肝病患者最常见的症状是乏力，乏力的程度一般与肝病的严重程度相一致，并随肝脏病变的好转而减轻。其原因有以下几种。

（1）胆碱酯酶因肝细胞损害而减少：这使得作为神经传导介质的乙酰胆碱在释放后不能及时破坏，较长时间地作用于横纹肌，使其兴奋过度而转入抑制。

（2）糖代谢因肝细胞损害而紊乱：致糖代谢过程中所产生的乳酸在肝脏中转变为糖原的过程比较迟缓，使乳酸在肌组织中堆积。糖代谢紊乱也使ATP的生成减少，肌组织能量供应不足。

（3）胆盐滞留：肝脏疾患时，影响胆汁排泄，胆盐在体内潴留，而胆盐有抑制胆碱酯酶的作用。

（4）维生素E缺乏：肝脏疾患时，胆汁排泄不畅，肠内脂肪吸收及消化障碍，影响脂溶性维生素E的吸收，以致体内维生素E含量减少。维生素E具有调节体内酶系统的作用，能减少组织中氧的消耗，有利于增强组织对低氧条件的耐受。维生素E缺乏时，肌肉耗氧增加，导致肌营养不良，出现乏力症状。

乙型肝炎为何出现纳差？

纳差在慢性乙型肝炎中也较为常见，且常伴厌食油腻食物。正常肝脏分泌胆汁帮助食物尤其脂肪和脂溶性维生素A、D、E、K等的消化和吸收，同时对肠道来源内毒素进行灭活以维系正常消化道的消化吸收功能。肝脏病变时，常因其胆汁分泌异常而导致消化道消化和吸收功能障碍。

慢性乙型肝炎出现肝脏血液循环障碍，消化道血液回流而致消化道充血，发生充血性胃病。加上肝脏病变时来源于消化道的内毒素在肝内灭活障碍，产生大量α-肿瘤坏死因子和一氧化氮，二者扩血管作用加重了肠胃充血和肝损伤，加重消化与吸收功能障碍，出现纳差等症状。

乙型肝炎为何出现黄疸？

临床上把眼白部位的巩膜和皮肤发黄叫作黄疸。黄疸形成的过程与人体血液中红细胞的破坏、肝脏的正常功能及胆道的畅通因素直接相关。

在正常情况下，人体血液中的红细胞不断从骨髓中产生。红细胞的生命期平均为120日。衰老的红细胞自然破坏后就产生血红蛋白。每日250~300mg的血红蛋白在体内要转化为间接胆红素。这种间接胆红素随血液循环到达肝脏，在肝细胞内转化为直接胆红素。肝细胞分泌直接胆红素到毛细胆管后，成为胆汁中的主要成分。胆汁从胆管经小肠到大肠，在小肠下段和大肠里的细菌会把直接胆红素还原，转变为胆素原，每日排出40~280mg的粪胆素（由胆素原氧化而成），使大便染成黄色。胆素原的另一小部分重新由肠道吸收入血，再回到肝脏，随血循环由肾脏排出（每日0.5~4.0mg），即尿胆原。

上述过程周而复始，产生量和排泄量处于动态平衡中，所以正常人体中的胆红素量是恒定的。血液中总胆红素含量为3.4~17.1μmol/L，其中直接胆红素0.6~0.8μmol/L，间接胆红素1.7~10.2μmol/L。尿胆原为少量，大便保持正常黄色。

当上述过程中的任何一个环节发生病变或故障时，胆红素就会大量返流或存留在血中，血清胆红素量就可以升高。当血液中血清胆红素

>34.2μmol/L时，巩膜、皮肤黏膜就会发黄，称为黄疸。

慢性乙型肝炎出现黄疸大都为肝细胞性黄疸，是由于肝细胞坏死、变性引起肝摄取、结合与排泄障碍形成的。

乙型肝炎为何出现胁痛？

乙型肝炎患者常有不同程度的胁痛，胁痛可表现为左季胁和右季胁及全季胁疼痛，常局限于肝区。由于肝胆受腹腔神经交感神经、迷走神经腹腔支和脊髓神经的膈神经支配，肝脏病变如肝炎、肝脓肿、肝坏死、肝外伤、肝癌时，刺激神经末梢而传入大脑而产生疼痛感。由于支配肝脏神经与支配其他周边器官组织的神经汇入同一神经节，因此肝脏病可表现为季胁部疼痛，乙型肝炎发生时，由于炎症导致肝脏包膜伸张，肝包膜上的感觉神经受包膜的伸张刺激而产生疼痛；肝实质炎症刺激肝内膈神经的分支而产生疼痛，此种情况可解释肝脏无明显肿大或不肿大的病例产生肝区疼痛的原因。有时，这种疼痛通过膈神经的传导而出现右肩及锁骨上部的疼痛。

慢性乙型肝炎常导致自主神经或消化道激素的调节功能失常，引起胆道功能性运动障碍，影响胆汁排泄，出现右上腹疼痛。另外，慢性乙型肝炎多伴有胆囊炎、胆结石症等胆道系统疾病。胆囊炎、胆管炎引起胆道黏膜炎症和胆道系统周围炎而产生疼痛。

乙型肝炎为何出现腹胀？

肝脏本身是消化系统的一个重要器官，具有许多重要的消化功能。慢性乙型肝炎肝细胞受损使胆汁分泌减少，消化脂肪和蛋白质的能力下降，食物聚集在回肠下端和升结肠，在细菌的作用下，可以引起食糜发酵，产生大量的气体，引起腹胀。正常情况下，腹腔内大部分气体，经肠壁血管吸收后，由肺部呼吸排出体外。慢性乙型肝炎导致肠壁血液循环发生障碍，影响肠腔内气体吸收，从而引起腹胀。慢性乙型肝炎肠蠕动功能减弱或消失，所以肠腔内的气体排不出体外，因而引起腹胀。慢性乙型肝炎常伴有胆囊和胃、十二指肠疾患，也可导致腹胀。重型肝炎和失代偿性肝硬化患者可因中毒性鼓肠和腹水而使腹胀更为明显。

乙型肝炎为何出现面色变黑？

面色晦暗、黝黑，甚则呈"古铜"色，临床上称"肝病面容"，是慢性肝病包括慢性乙型肝炎、肝炎后肝硬化患者比较特殊的表现，并与肝功能不全程度相一致。

肝硬化皮肤变黑以面部为主，颈部、上肢和口唇等黏膜处均可出现色素沉着。多见于慢性乙型肝炎、肝炎后肝硬化晚期。其原因主要如下。

（1）雌激素灭活障碍：人体黑色素是酪氨酸在酪氨酸酶的作用下产生的，体内硫氨基对酪氨酸酶有抑制作用。肝硬化时，肝功能减退，肝脏对体内雌激素的灭活减少，雌激素增加，硫氨基对酪氨酸酶的抑制作用减弱，导致黑色素量增加。

（2）黑色素分泌增加：肝硬化者继发肾上腺皮质功能减退，肝脏不能代谢垂体前叶所分泌的黑色素细胞刺激素，促使黑色素分泌增加。

此外，胆汁淤积性肝硬化患者表现为皮肤黯黄，无光泽，还可有皮肤黄褐斑及黄色瘤形成，是血内类脂质浓度增高，沉积于皮肤所致。

慢性肝病患者为什么会贫血？

病毒性肝炎是一种以肝脏损害为主的全身性疾病，常合并血液系统疾患，尤其以贫血常见。病毒性肝炎并发贫血的类型，主要是再生障碍性贫血、单纯红细胞再生障碍性贫血及溶血性贫血三种。

据统计，肝炎并发再生障碍性贫血占肝炎发病总数的0.3%~0.4%，其机制可能为肝炎病毒直接损害骨髓干细胞或肝炎病毒引起的自身免疫反应损害骨髓微环境及细胞。肝炎并发溶血性贫血占肝炎患者的0.5%~2.5%，其机制可能是肝炎病毒自身免疫反应诱发溶血性贫血及肝功能受损后，引起体内氧化红细胞的硫氢基代谢产物积聚而导致。另外，肝炎患者消化道症状使造血所需的营养物质（如铁、维生素B_{12}）供应、吸收减少，也是其并发贫血的原因之一。

慢性肝炎尤其是肝硬化患者贫血除上述原因外，还与脾功能亢进，红细胞寿命短并滞留在脾内被破坏有关。如伴有上消化道出血，则更加重贫血。

乙型肝炎为何出现皮肤、牙龈出血？

人类肝脏在胚胎第8~12周是主要造血器官，成长至成人时由骨髓代替。慢性肝病患者，常有出血倾向，如齿龈、鼻衄、皮肤出现瘀点瘀斑等，在肝细胞衰竭、门脉高血压时，甚至可出现呕血、便血。其原因有以下几点。

（1）凝血因子生成减少：凝血因子大多数在肝内合成，肝细胞受损时，最受影响的是因子Ⅲ，其次是因子Ⅱ和Ⅰ；最后，因子Ⅺ、Ⅰ、Ⅴ也有所减少。凝血因子的合成需以维生素K为原料，而肝脏发生疾病时，不能利用维生素K，造成这些凝血因子缺乏。

（2）纤溶增加：肝脏能合成纤维蛋白溶酶原，慢性肝病肝细胞损伤，不仅不能清除纤溶酶原激活物质，还释放出"凝血活酶样"物质，以致血液中纤溶酶增加，增加出血的可能。

（3）血小板异常：慢性肝病时，由于继发充血性脾大，脾功能亢进，大量血小板滞留脾内，血小板的破坏增加。另外慢性肝病时，循环免疫复合物作用于血小板引起自身溶解，也是血小板减少的一个原因。

（4）抗凝物质增多：慢性肝病时，其合成使"肝素类物质"灭活的肝素酶减少。肝功能不全时，尚能产生异常的抗凝物质，使凝血酶原不能转变为凝血酶。

一部分肝病患者常有牙龈出血，其病因可能与牙周或牙病有关，需鉴别。

慢性乙型肝炎患者为何常见睡眠异常？

肝病患者，由于肝脏解毒功能的减退，以致体内一些毒性的物质在血液中聚积，自体中毒反应让患者出现不同程度的睡眠障碍，或入睡困难或初睡尚可，次晨早醒，或睡眠不深，易于惊醒，或噩梦不断，也可因为腹胀、肝区疼痛而影响睡眠。另外，慢性乙型肝炎患者由于长期受肝病折磨，思想负担和精神压抑，也可引起失眠。

中医认为，慢性乙型肝炎患者多有肝气抑郁或肾阴亏耗，肝火上炎，气血两亏均可引起失眠、多梦，重者可出现神经衰弱。

中医也有"肝气郁结，郁而化火。上扰心神则不寐"。又有"卧，则血归于肝"之说，西医学研究也证实：卧位，特别是右侧卧，能增加肝脏的血液量，有利于肝脏生化代谢、解毒等一系列生理活动的进行，促进肝细胞的再生与修复。而且对慢性乙型肝炎患者精神情绪变化的观察尤其是睡眠的关注，也是判断病情轻重吉凶的重要方面，如肝病患者出现坐卧不安，烦躁易怒，入睡困难，早醒惊悸，或噩梦不断，或嗜睡昏睡，或神志恍惚等，是病情加重的表现，也可能是上消化道出血或肝昏迷的前兆，应引起高度重视。

乙型肝炎有哪些肝外表现？

乙型肝炎是一种全身性疾病，可出现肝外多系统病变。主要由于乙型肝炎表面抗原抗体相结合形成的免疫复合物，沉积在肝外多种组织造成组织损害。常见的肝外表现如下。

（1）皮肤病变：早期常有过敏现象，如荨麻疹、血管神经性水肿。慢性乙型肝炎则可出现结节性红斑等。

（2）关节炎：受累的关节常为单个，也可以多个，以腕、肘、膝关节多见，无剧烈疼痛，与游走性风湿性关节炎颇相似。

（3）心血管病：可出现心肌炎、心包炎、结节性动脉周围炎等。可能为乙型肝炎病毒直接侵犯血管而引起。

（4）肾脏病变：较多见，早期出现蛋白尿、血尿，甚至出现颗粒管型，形成免疫复合物肾炎。

（5）消化系统：肝炎早期胃肠黏膜可出现炎性改变，故有上腹不适、恶心、呕吐等。慢性肝炎常出现肠壁黏膜水肿。此外，胆道感染也很常见。

（6）血液系统：溶血性贫血、再生障碍性贫血等。

（7）胰腺病变：最多见为急性水肿性胰腺炎。

（8）神经系统：如肝性皮质盲、横断性脊髓炎、脑神经瘫痪等。

乙型肝炎患者的舌象有什么临床意义？

中医诊察疾病强调辨证论治，根据不同的病情采取相应的治疗方法，在辨证和病情中重视患者的舌象变化，包括舌质和舌苔两个方面。舌质的变化往往显示疾病的发展过程，病变初期舌质淡红，随着肝炎的发展、加重，舌质逐渐变为红舌、红绛舌、紫暗舌或带有瘀斑，表明热毒逐步深入，渐渐形成血热伤阴，热与血结，形成血瘀，瘀血内停常是慢性肝炎病情加重或迁延不愈的特征性表现。根据舌质与肝穿活检病理结果对照分析：红舌者，肝细胞坏死，炎性细胞浸润较显著；红绛舌者，肝细胞坏死，炎细胞浸润和纤维组织增生均较红舌明显；紫暗舌者，肝小叶结构破坏严重，半数以上患者有肝硬化的病理表现。舌苔是舌体表面的附着物，根据舌苔的变化可以判断肝炎的病情，急性肝炎多见腻苔，且以黄腻居多，为湿热病邪侵袭，影响肝胆疏泄，白腻者为湿重热轻，黄厚腻满布为湿热俱盛，慢性肝炎则根据舌苔的变化，判断病情的转归和治疗效果，舌苔由厚转薄、黄色变浅，常预示着湿热之邪逐渐被清除，肝炎恢复期如果腻苔久久不净，表明余邪未清，尚需继续调治。

慢性乙型肝炎中医如何分型？

中医对慢性乙型肝炎的治疗，多采用辨证论治的方法，经过长期的临床实践，中医对慢性乙型肝炎的辨证分型，已有比较规范化的诊断分型。1991年12月中华全国中医学会内科肝病专业委员会天津会议制订了辨证分型标准，已为广大医务人员接受并应用于临床。

（1）湿热中阻：临床表现主要有身目发黄、色泽鲜明、恶心、厌油、纳呆，胁肋脘闷，尿黄、苔黄腻、脉弦数或滑数等。

（2）肝郁脾虚：临床表现主要有胁肋胀痛，腹胀便溏，抑郁烦闷，身倦乏力，舌淡有齿痕，脉沉弦等。

（3）肝肾阴虚：临床表现主要有头晕目涩，腰膝酸软，五心烦热，少寐多梦，胁肋隐痛，遇劳加重，舌红少津，脉细数等。

（4）脾肾阳虚：临床表现主要有畏寒肢冷，神疲，少腹腰膝冷痛，食少便溏甚至晨泄，舌淡胖，苔白，脉沉细弱或沉迟等。

（5）瘀血阻络：主要临床表现有面色晦暗见赤缕红丝，肝脾大，质地较硬，两胁刺痛，可有肝掌、蜘蛛痣，女子行经腹痛或经色红有块，舌质暗或有瘀斑，脉沉涩等。

何谓肝胆湿热？

肝胆湿热证为湿热内蕴肝胆功能失常所致的病证。常因感受湿热之邪或脾虚水湿内生，日久化热，或长期过食甘肥厚味生湿助热，影响肝胆功能所致。

主要临床表现为胁肋灼痛胀痛，或胁下有痞块按之疼痛，目黄，小便黄，身黄，色鲜明如橘子色，发热，口苦，纳差，恶心呕吐，腹胀，大便或闭或溏，舌红，苔黄腻，脉弦数或弦滑。

湿是中医的主要病邪之一，湿为阴邪，得温则化，得阳则宣。但湿邪黏腻而滞，故不易速去，常经久不愈。热为阳邪，"湿热"就是湿与热相结。由于肝胆互为表里，生理关系密切，因而在病理上，肝病最容易影响及胆，导致胆病的发生而肝胆同病。《素问·痿论》说："肝气热则胆泄口苦"，临床上，肝热往往胆亦热，形成肝胆湿热蕴结。

本证以湿热内蕴，肝胆功能异常为特征。湿热之邪内蕴，致气机运行不畅，气滞血瘀则胁肋灼痛，或胁下有痞块，按之疼痛；湿热内蕴，肝失疏泄，胆汁横溢则口苦、目黄、小便黄。身黄如橘子色为阳黄之特征；湿热内蕴，脾失健运，胃失和降则纳差，恶心呕吐，腹胀，大便或闭或溏。舌红，苔黄腻，脉弦数或弦滑均为肝胆湿热之象。

相似证候的辨别：本证当与脾胃湿热证相辨别，由于两者都属湿热内蕴，故都有湿热的临床表现。但脾胃湿热证病变部位在脾胃，以纳差，恶心呕吐，胃脘痞胀，苔腻等脾胃湿热的表现为主，也可见黄疸等症状。本证病位主要在肝胆，除湿热表现之外，还可见黄疸、胁痛等肝胆湿热的临床表现。

何谓肝郁脾虚？

肝郁脾虚证是肝失疏泄，脾失健运，两脏关系失调，功能紊乱所致的病症。多由情志不遂，久郁伤肝，或饮食失调，劳倦伤脾等引起。两者可相互影响，如肝失疏泄导致脾失健运者，称木横侮土；若脾失健运，气滞湿阻，而影响肝气疏泄者，则称为土壅侮木。

主要临床表现为胸胁胀满或窜痛，时欲太息，情志抑郁或急躁易怒，食欲不振，腹胀便溏，或发作性腹痛腹泻，舌苔白或腻，脉弦。

中医学认为肝属木，居肋下，司疏泄，藏血液，主筋膜，胆附于肝，贮藏输送胆汁，参与食物消化。肝之木性，喜疏泄条达，恶阻滞郁结，肝各种功能均有赖于肝的适度疏泄功能。临床上肝脏疏泄功能异常可表现为疏泄太过和肝气郁结（简称肝郁）。

肝郁脾虚，古称"木不疏土"。肝喜条达，疏泄胆汁，胆汁分泌后，经胆管输注于肠，参与正常脾胃运化和对食物的消化吸收。若情志不调，郁虑过度，肝失条达，胆汁分泌失常，影响脾胃正常运化和消食功能。

肝失疏泄，气机郁滞，故胸胁胀满或窜痛；气机郁滞，肝失条达，则是善太息，情志抑郁或急躁易怒；脾失健运，运化失司，湿邪中阻则食欲不振，腹胀便溏；肝气横逆犯脾，气机阻滞，健运失职，则发作性腹痛腹泻，症情之发作与轻重，每与情绪有关。舌苔白或腻为湿阻中焦之象，脉弦为肝脉。

相似证候的辨别：本证当与单纯的肝气郁结证、脾虚湿困证相辨别。单纯的肝气郁结证与脾虚湿困证有各自脏器的定位症状。本证既有肝病又有脾病的见症，但早期可先见一脏的临床表现，然后累及他脏而出现另一脏的病症，两脏可互相影响。

何谓肝肾阴虚？

慢性肝病时，肝火素旺或肝郁久而化热最易耗伤肝阴，引起肝阴亏虚。《素问·脏气法时论》说"肝病者……虚则目𣣏𣣏无所见，耳无所闻"，肝阴虚日久常可累及肾阴，使肾水亏竭，形成肝肾阴虚。肝肾阴虚证是肝肾两脏阴液不足所致的病证。多由久病及肾，或房事过度，情志内伤，精血不足，损伤肝肾之阴等引起。

主要临床表现为腰膝酸软，目涩目糊，耳鸣，健忘，胁痛，五心烦热，颧红盗汗，口干咽燥，失眠多梦，男子遗精，女子经少或崩漏，舌红苔少，脉细数。

中医认为，肝肾阴虚，古称"水不涵木"，中医学认为肝藏血，肾藏精，精血同源，血从精化，二脏同司相火，相火宜潜，相火之所以能秘藏而不妄动，则有赖于阴精充足。肾阴虚损常累及肝脏，致肝肾阴虚的病理转归。肾阴不足，水不涵木，则筋脉失养；水不生木而阴血亏虚，阴不制阳则相火亢盛。

肝肾同源，病理上肝肾之间也常互相影响。肝肾阴虚不能濡养筋脉则腰膝酸软；肝开窍于目，肝阴不足，则目涩目糊；肾开窍于耳，肾阴不足，则耳鸣；肝肾阴虚，髓海失充，则健忘；筋脉失养，则胁痛；阴虚内热，则五心烦热，颧红，内迫营阴则盗汗，津液受损则口干咽燥；虚火内扰，心神不宁，则失眠多梦；扰动精室则遗精，影响冲任则经少或崩漏；舌红苔少，脉细数为阴虚内热之象。

何谓脾肾阳虚？

脾肾阳虚证是脾肾两脏阳气虚弱所致的病证。多由感受寒邪较重，或久病耗气损伤脾肾之阳气，或久泻不止，损伤脾肾之阳，或其他脏腑的亏虚，累及脾肾两脏等引起。

主要临床表现为下利清谷，或阳痿滑脱，或五更泄泻，畏寒肢冷，小腹冷痛，腰膝酸软，小便不利，面色㿠白，或面目肢体水肿，舌淡胖，苔白滑，脉沉细。

中医学认为肾为先天之本，生命之根。肾生理功能广泛，包括肾阴（肾精）、肾阳（命门火）两方面功能。肾阴对人体脏腑组织滋润滋养，是人体阴液根本；肾阳对人体脏腑组织温煦生化，为人体阳气根本。肾阴阳以肾藏精血为物质基础，与人体生长发育、生殖功能密切相关，相互资生制约，发挥其藏精、主水液、主骨、生髓、通脑、其华在发、开窍于耳和二阴之功能。脾肾阳虚多由肾虚衰，不能温养脾阳，导致脾阳亦虚；亦有脾阳久虚，不能运化水谷精气以充养肾脏，遂致肾阳亦虚者。二者往往又互为因果。

脾肾两脏阳气虚衰，温煦、运化、固摄作用减弱则下利清谷，泄泻滑脱或五更泄泻；阳气虚，阴寒内盛，则畏寒肢冷，小腹冷痛，面色㿠白；肾阳虚，膀胱气化失司，则腰膝酸软，小便不利；阳气虚，水气泛滥，则面目肢体水肿；舌淡胖，苔白滑，脉沉细，为阳虚阴盛之象。

何谓瘀血阻络？

气滞、湿热、寒湿和痰湿阻滞经脉，血液运行受阻等都可形成瘀血阻络。慢性乙型肝炎疾病后期常出现该证，多由情志不疏，或外邪侵袭引起肝气久郁不解所致。

慢性乙型肝炎属瘀血阻络证者的主要临床表现为肝区刺痛、肝脾大、面部毛细血管扩张、面色晦暗或黧黑、肝掌、蜘蛛痣、皮肤粗糙、月经不调、经行腹痛或闭经、腹壁青筋显露，舌质紫暗或有瘀斑，脉细涩等，可伴有胸胁胀闷，走窜疼痛，急躁易怒等。

中医认为，血液的流动，靠气的推动，肝主疏泄条达，如果心情不舒畅，则肝气郁结而致气滞不行，气滞则血运迟缓而成瘀血；阴血不足，因血液黏滞而流动缓慢；久病气虚，而血行无力；《难经》说的"肝之积，名曰肥气，在左胁下，如覆杯，有头足"和朱丹溪提到的"皮间有缕赤痕者，血肿也"，都是说的因气滞致瘀的证候。瘀血既是病理产物，又是致病因素，瘀血不去则新血不生，相互影响，气血日渐虚损。而人体五脏六腑、四肢百骸，无不依赖气血所充盈、濡养和调节其功能。气血虚则整体功能减退。瘀血日久可凝聚成为痞块。在临床所见各型肝炎中，均有不同程度的瘀血存在。

本证以情志不舒，同时伴有胸胁胀闷、刺痛，女子月经不调为诊断要点。肝主疏泄而藏血，具有条达气机、调节情志的功能，情志不遂或外邪侵袭肝脉则肝气郁滞，疏泄失职，故情绪抑郁或急躁，胸胁胀闷，走窜疼痛；气为血帅，肝郁气滞，日久不解，必致瘀血内停，故渐成胁下痞块，刺痛拒按；肝主藏血，为妇女经血之源，肝血瘀滞，积于血海，阻碍经血下行，经血不畅则致经闭、痛经。舌质紫暗或有瘀斑，脉涩，均为瘀血内停之症。

重型肝炎的临床表现有何特点？

重型肝炎又分急性重型肝炎、亚急性重型肝炎、慢性重型肝炎三种。

（1）急性重型肝炎：以急性黄疸型肝炎起病，2周内出现极度乏力，消化道症状明显，迅速出现Ⅱ度以上肝性脑病，凝血酶原活动度低于40%，并排除其他原因，肝浊音界进行性缩小，黄疸急剧加深；或黄疸很浅，甚至尚未出现黄疸，但有上述表现者均应考虑本病。

（2）亚急性重型肝炎：以急性黄疸型肝炎起病，15天~24周出现极度乏力，消化道症状明显，同时凝血酶原时间明显延长，凝血酶原活动度低于40%并排除其他原因，黄疸迅速加深，每天上升≥17.1μmol/L或血清胆红素大于正常值10倍。首先出现Ⅱ度以上肝性脑病者，称脑病型（包括脑水肿、脑疝等）；首先出现腹水及其相关证候（包括胸腔积液等）者，称为腹水型。

（3）慢性重型肝炎：其发病基础有以下五种。①慢性肝炎或肝硬化病史；②慢性乙型肝炎病毒携带史；③无肝病史及无HBsAg携带史，但有慢性肝病体征（如肝掌、蜘蛛痣等），影像学改变（如脾脏增厚等）及生化检测改变者（如丙种球蛋白升高，白球比值下降或倒置）；④肝穿刺检查支持慢性肝炎；⑤慢性乙型或丙型肝炎，或慢性HBsAg携带者重叠甲型、戊型或其他肝炎病毒感染时要具体分析，应排除由甲型、戊型或其他肝炎病毒感染引起的急性或亚急性重型肝炎。慢性重型肝炎起病时的临床表现同亚急性重型肝炎，随着病情发展而加重，达到重型肝炎诊断标准（凝血酶原活动度低于40%，血清总胆红素大于正常10倍）。

为便于判定疗效及估计预后，亚急性重型和慢性重型肝炎可根据其临床表现分为早、中、晚三期：①早期，符合重型肝炎的基本条件，如严重乏力及消化道症状，黄疸迅速加深，血清胆红素大于正常10倍，凝血酶原活动度≤40%且>30%，或经病理学证实，但未发生明显的脑病，亦未出现腹水；②中期，有Ⅱ度肝性脑病或明显腹水，出血倾向（出血点或瘀斑），凝血酶原活动度≤30%且>20%；③晚期，有难治性并发症如肝肾综合征、消化道大出血、严重出血倾向（注射部位瘀斑等），严重感染，难以纠正的电解质紊乱或Ⅱ度以上肝性脑病、脑水肿，凝血酶原活动度≤20%。

最近亚太地区肝病研究学会（APASL）公布了慢加急性肝衰竭（ACLF）的诊断标准，即在慢性肝病基础上因急性诱因作用，临床表现为黄疸、凝血障碍，4周内并发腹水和（或）肝性脑病，并推出ACLF的两种临床亚型。

急性乙型肝炎会变成慢性吗？

急性乙型肝炎的病期一般在4个月内，少数至6个月临床完全恢复，个别超过6个月，如持续好转，近期内完全康复，仍可诊断为急性肝炎。绝大多数急性乙型肝炎是自限性疾病，仅需休息、严格控制饮食和一般对症处理即可恢复。估计有5%~10%的急性乙型肝炎会发展成为慢性乙型肝炎。我国急性乙型肝炎中隐藏慢性病毒携带者，故急性乙型肝炎慢性化的统计数偏高。是否慢性化主要取决于患者的年龄和免疫状态。婴幼儿期感染易发展为慢性，HBeAg阳性携带者母亲的新生儿最具高危性（80%~90%）；6岁前发展为慢性感染的约30%。成人感染的慢性化率很低，仅≤5%。成年易感者常经历无症状感染，发病表现为急性乙型肝炎。应用免疫抑制剂和细胞毒性药物的患者、血液透析的慢性肾衰竭患者，常缺乏较明显的急性期表现，病情迁延。判断是否慢性发展不能仅根据病期。只要临床和实验室的指标持续改善，病期超过6个月也可完全恢复；反之，即使病期未超过6个月，但肝功能表明病变继续进展，就很可能移行为慢性乙型肝炎。

慢性乙型肝炎会变成肝硬化吗？

HBV不直接损害肝细胞，肝组织损伤是通过机体免疫反应所引起的。免疫反应正常的人，一般表现为急性肝炎，在恢复期中有足够的免疫功能清除体内病毒而获得痊愈。免疫功能过强者，因为大量的病毒被消灭的同时肝细胞也遭到破坏，可变成重型肝炎。如果免疫有缺陷，不能完全清除病毒，抑制其复制，并且有部分肝细胞不断被破坏，而病变持久不愈，形成慢性肝炎。慢性肝炎炎症介质反复刺激，可导致肝星状细胞活化，转变为成纤维细胞，分泌细胞外介质，肝内细胞外基质进行性增加，胶原组织大量形成，在汇管区形成纤维间隔，肝血循环被破坏，形成假小叶。

乙型肝炎病毒感染是慢性乙型肝炎进展为肝硬化的独立影响因素，病毒活动性复制，导致肝细胞炎症反复发作，逐渐形成肝纤维化、肝硬化。

慢性乙型肝炎会发展成原发性肝癌吗？

原发性肝癌的病因较多，有些方面尚未真正明了，但常见病因有以下几个方面。

（1）肝炎病毒感染及肝硬化：肝炎病毒感染被认为是肝细胞癌的重要病因，尤其是乙型肝炎病毒持续感染。据可靠的统计资料表明，全世界80%的肝癌有持续HBV感染。其病理机制可能是HBV基因进入肝细胞，激活细胞癌基因，导致癌变，肝硬化是慢性肝炎的发展结果，病情进一步改变可发展成肝癌。据统计，肝癌合并肝硬化的发病率为80%左右，特别是与乙型肝炎后大结节肝硬化关系最为密切。

（2）黄曲霉素的污染：动物实验已证实黄曲霉素可导致肝癌及其他一系列癌肿。霉变的玉米、花生、麦类、棉籽等含有较高的黄曲霉素，在肝癌高发区，如江苏启东与广西扶绥等地区有居民常食霉变的玉米的情况存在。大量资料表明，黄曲霉素摄入越多，肝癌发病率越高。

（3）酒精（乙醇）：在许多欧洲国家，饮酒可能是慢性肝病病因中最重要的因素。尽管没有实验证据表明乙醇本身是致癌的，但一些流行病学的研究指出，饮酒与肝癌发病率增加有关。

（4）饮水污染：污染的水中，存在不少有毒、致癌的物质，如亚硝胺类、六氯苯、蓝绿藻等。在肝癌高发区，居民饮用水的污染往往较严重。

（5）其他危险因素：包括性激素摄入、遗传因素等。众所周知，口服避孕药的妇女患肝癌的风险增加；遗传因素指有肝癌家族史及患有遗传性疾病如 α_1-抗胰蛋白酶缺陷患者易患肝癌。

总之，以上因素均可诱以肝癌，但在我国以乙型和丙型肝炎病毒感染为最主要的病因。

诊断篇

◆ 急性乙型肝炎的诊断要点是什么?
◆ 慢性乙型肝炎诊断要点是什么?
◆ 什么是乙型肝炎全套检查? 包括哪些方法?
◆ 如何选择肝功能检查项目?
◆ 肝功能异常的临床意义是什么?
◆ ……

急性乙型肝炎的诊断要点是什么？

急性肝炎可分为急性无黄疸型肝炎和急性黄疸型肝炎。

1.急性无黄疸型肝炎

应根据流行病学史、临床症状、体征、化验及病原学检测结果综合判断，并排除其他疾病。

（1）流行病学史：如密切接触史和注射史等。密切接触史是指与确诊病毒性肝炎患者（特别是急性期）同吃、同住、同生活或经常接触肝炎病毒污染物（如血液、粪便），或有性接触而未采取防护措施者。注射史是指半年内曾接受输血、血液制品及用未严格消毒的器具进行注射药物、免疫接种和针刺治疗等。

（2）症状：指近期内出现并且持续几天以上，但无其他原因可解释的乏力、食欲减退、恶心等症状。

（3）体征：指肝大并有压痛、肝区叩击痛，部分患者可有轻度脾大。

（4）实验室化验：主要指血清ALT升高。

（5）病原学检测阳性。

凡化验阳性，且流行病学史、症状和体征三项中有2项阳性或化验及体征（或化验及症状）均明显阳性，并排除其他疾病者可诊断为急性无黄疸型肝炎。

凡单项血清ALT升高，或仅有症状、体征，或有流行病学史及（2）（3）（4）三项中有一项阳性者，均为疑似病例。对疑似病例应进行动态观测或结合其他检查（包括肝组织病理学检查）做出诊断。疑似病例如病原学诊断阳性，且除外其他疾病者可确诊。

2.急性黄疸型肝炎

凡符合急性肝炎诊断条件，血清胆红素>17.1μmol/L，或尿胆红素阳性，并排除其他原因引起的黄疸，可诊断为急性黄疸型肝炎。

诊断急性乙型肝炎可参考下列动态标准：①HBsAg滴度由高到低，HBsAg消失后，HBsAb阳转；②急性期，抗–HBs IgM滴度高，抗–HBc IgG阴性或低水平。急性乙型肝炎必须与慢性乙型肝炎急性发作相鉴别。

慢性乙型肝炎的诊断要点是什么?

既往有乙型肝炎病史或HBsAg阳性超过6个月,现HBsAg和(或)HBV DNA仍为阳性者,可诊断为慢性HBV感染。慢性HBV感染分为:慢性乙型肝炎、乙型肝炎肝硬化、乙型肝炎携带者、隐匿性慢性乙型肝炎。急性乙型肝炎病程超过半年,或原有乙型肝炎或HBsAg携带史,本次又因同一病原再次出现肝炎症状、体征及肝功能异常者,可诊断为慢性乙型肝炎。发病日期不明或无肝炎病史,但肝组织病理学检查符合慢性肝炎,并根据临床症状、体征、血清学及影像学检查综合分析,亦可作出相应诊断。其中慢性乙型肝炎分为两类。①HBeAg阳性的慢性乙型肝炎:血清HBsAg、HBeAg阳性,抗–HBe阴性,HBV DNA阳性,ALT持续或反复升高,或肝组织学检查有肝炎病变。②HBeAg阴性的慢性乙型肝炎:血清HBsAg阳性,HBeAg持续阴性,抗–HBe阳性或阴性,HBV DNA阳性,ALT持续或反复升高,或肝组织学检查有肝炎病变。

淤胆型肝炎的诊断标准是什么?

起病类似急性黄疸型肝炎,但自觉症状较轻,皮肤瘙痒、粪便灰白,常有明显肝大,肝功能检查血清胆红素明显升高,以直接胆红素升高为主,凝血酶原活动度>60%或应用维生素K肌注后1周可升高至60%,血清胆汁酸、γ–谷氨酰转肽酶、碱性磷酸酶、胆固醇水平明显升高,黄疸持续3周以上,并除外其他原因引起的肝内外梗阻性黄疸者,可诊断为急性淤胆型肝炎。

在慢性肝炎基础上发生上述临床表现者,可诊断为慢性淤胆型肝炎。

重型肝炎的诊断标准是什么?

重型肝炎按照病程分为急性重型肝炎、亚急性重型肝炎和慢性重型肝炎。

(1)急性重型肝炎:以急性黄疸型肝炎起病,2周内出现极度乏力,消化道症状明显,迅速出现Ⅱ度以上(按Ⅳ度划分)肝性脑病,凝血酶原活动度低于40%并排除其他原因者，肝浊音界进行性缩小，黄疸急剧加深；或黄疸很浅，甚至未出现黄疸，但有上述临床表现者均应考虑本病。

（2）亚急性重型肝炎：以急性黄疸型肝炎起病，15天~24周出现极度乏力，消化道症状明显，同时凝血酶原时间明显延长，凝血酶原活动度低于40%并排除其他原因者，黄疸迅速加深，每天上升≥17.1μmol/L或血清胆红素大于正常值10倍，首先出现Ⅱ度以上肝性脑病者，称脑病型（包括脑水肿、脑疝等）；首先出现腹腔积液及其相关症状（包括胸腔积液）者，为腹水型。

（3）慢性重型肝炎：其发病基础有五。①慢性肝炎或肝硬化病史；②慢性乙型肝炎病毒携带史；③无肝炎病史及无HBsAg携带史，但有慢性肝病体征（如肝掌、蜘蛛痣等）、影像学改变（如脾脏增厚等）及生化检测改变者（如丙种球蛋白升高，白球比值下降或倒置）；④肝穿刺检查支持慢性肝炎；⑤慢性乙型或丙型肝炎，或慢性HBsAg携带者重叠甲型、戊型或其他肝炎病毒感染时要具体分析，应除外甲型、戊型和其他型肝炎病毒引起的急性或亚急性重型肝炎。

慢性重型肝炎起病时的临床表现同亚急性重型肝炎，随着病情发展而加重，达到重型肝炎诊断标准（凝血酶原活动度低于40%，血清总胆红素大于正常10倍）。

为便于判定疗效及估计预后，亚急性重型肝炎和慢性重型肝炎可根据其临床表现分为早、中、晚三期。

早期：符合重型肝炎的基本条件，如严重乏力及消化道症状、黄疸迅速加深，血清胆红素大于正常10倍，30%<凝血酶原活动度≤40%，或经病理学证实。但未发生明显脑病，亦未出现腹水。

中期：有Ⅱ度肝性脑病或明显腹水、出血倾向（出血点或瘀斑），20%<凝血酶原活动度≤30%。

晚期：有难治性并发症，如肝肾综合征、消化道大出血、严重出血倾向（注射部位瘀斑等）、严重感染、难以纠正的电解质紊乱或Ⅱ度以上肝性脑病、脑水肿、凝血酶原活动度≤20%。

单凭肝功能检查可以诊断急性乙型肝炎吗？

肝功能有两层意思：一是指肝脏的生理功能，即解毒功能、代谢功能、分泌胆汁、免疫防御功能等；另一方面是指医学检验项目，包括胆红素、白蛋白、球蛋白、氨基转移酶、γ-谷氨酰转肽酶等。在常规的体检中，肝功能的检查是必不可少的检查项目之一。肝功能检查在于探测肝脏有无疾病、肝脏损害程度以及查明肝病原因、判断预后和鉴别发生黄疸的病因等，以确保及时准确地了解肝功能基本情况，保障肝脏的正常运行。因此，我们可以看出肝功能检查是不能检查出乙型肝炎的，更不能诊断急性乙型肝炎。对于乙型肝炎的检查需要做乙型肝炎五项的检查才能诊断出来，从乙型肝炎五项的检查结果中来判断是否感染了乙型肝炎病毒。

仅检查肝功能就可以诊断慢性乙型肝炎吗？

任何原因导致的肝细胞损伤均可以引起肝功能异常，包括病毒性肝炎（甲、乙、丙、丁、戊型）、药物性肝病、酒精性肝病、自身免疫性肝病、代谢性肝病、脂肪肝、胆囊炎等。而肝功能的检验项目中不包含乙型肝炎诊断的指标（HBsAg、HBsAb、HBeAg、HBeAb、HBcAb、HBV DNA 等），因此，检查肝功能不能诊断慢性乙型肝炎，仅作为慢性乙型肝炎的评价指标之一。

什么是乙型肝炎全套检查？包括哪些方法？

乙型肝炎全套检查俗称"乙型肝炎两对半"检测，是对乙型肝炎病毒血清学标志物的检测。包括乙型肝炎表面抗原（HBsAg）、乙型肝炎表面抗体（抗–HBs）、乙型肝炎e抗原（HBeAg）、乙型肝炎e抗体（抗–HBe）、乙型肝炎核心抗体（抗–HBc），现在也常将乙型肝炎核心抗体IgM列入其中，该检查是了解机体是否正在感染或感染过乙型肝炎病毒（HBV），以及机体对HBV感染的免疫状态的重要指标，在乙型肝炎患者诊断、治疗及流行病学调查等方面具有重要意义，两对半检测有定性和定量检测之分。

目前最常用的是酶联免疫吸附法（ELISA法），该方法灵敏度高，特异性强，经济实惠，操作简单，不需要大型仪器，在一般实验室就可开展，因此被广泛应用。MEIA法（微粒子酶免分析法）是应用微粒子捕捉免疫发光技术的方法，主要用于测定蛋白质、病毒抗原等大分子物质。该方法具有极高的灵敏度、特异性和稳定性。由于微粒子的直径只有0.5μm，表面多孔，从而大大增加了反应的表面积，提高了反应的灵敏度。微粒子是由多孔高分子粒子制成，具有很好的亲水性，且比重与水相仿，悬浮性极佳。微粒子可与玻璃纤维不可逆结合，从而提高了反应的特异性。雅培AXSYM的MEIA法测定乙型肝炎病毒血清学标志物是公认参考法，但由于仪器和试剂成本高在基层医院尚不能普及。

为什么要进行肝功能全面检查？

肝脏是人体最大的实质性腺体器官，功能繁多。其基本的最主要功能是物质代谢功能，它在体内蛋白质、氨基酸、糖、脂类、维生素、激素等物质代谢中起着重要作用；同时肝脏还有分泌、排泄、生物转化及胆红素、胆汁酸代谢等方面的功能。当肝细胞发生变性及坏死等损伤后，可导致血清酶学指标的变化；当肝细胞大量损伤后，则可导致肝脏代谢功能的明显变化。通过检测血清某些酶及其同工酶活性或量的变化可早期发现肝脏的急性损伤；检测肝脏的代谢功能变化主要是用于诊断慢性肝脏疾病及评价肝脏功能状态。临床上常见的肝病实验室检测项目有如下几个方面。

（1）蛋白质代谢检查：血清总蛋白、白蛋白、球蛋白及白球比、血清蛋白电泳，血清前白蛋白测定，血浆凝血因子，血氨及氨基酸谱等。

（2）脂类代谢功能检查：肝脏除合成胆固醇和脂肪酸等脂类外，还能利用食物中脂类及由脂肪组织而来的游离脂肪酸，合成三酰甘油和磷脂等，并能合成极低密度脂蛋白、初生态高密度脂蛋白以及酰基转移酶等；血液中的胆固醇及磷脂主要来源于肝脏。肝细胞受损伤时，脂肪代谢发生异常，因此，测定血浆脂蛋白和脂类成分，尤其是胆固醇及胆固醇酯的改变，是评价肝脏对脂类代谢功能的重要手段。在胆道阻塞时，患者血浆中出现异常大颗粒脂蛋白，称为阻塞性脂蛋白X（LP-X），同时血液中胆固醇及磷脂含量增高。肝功能中脂类代谢的指标主要由血清胆固醇和胆固醇酯的测定、脂蛋白的测定及LP-X测定等。

（3）胆红素代谢检查：临床上主要通过检测血清总胆红素、结合胆红素、非结合胆红素、尿内胆红素、尿胆原等，借以诊断有无溶血及判断肝胆病在胆红素代谢中的功能状态。

（4）胆汁酸代谢功能检查：胆汁酸在肝脏中由胆固醇合成，随胆汁分泌入肠道，经肠菌分解后小肠重吸收，经门静脉入肝，被肝细胞摄取，少量进入血液循环，因此胆汁酸测定能反映肝细胞合成、摄取及分泌功能，并与胆道排泄功能有关。它对肝胆系统疾病的诊断灵敏度和特异度高于其他指标。

（5）摄取、排泄功能检查：主要包括靛青蓝滞留率试验和利多卡因试验。

（6）血清酶及同工酶检测：肝脏是人体含酶最丰富的器官，酶蛋白含量约占肝总蛋白含量的2/3。肝细胞中所含酶种类已知数百种，在全身物质代谢及生物转化中起重要作用，但常用于临床诊断不过10余种。包括血清氨基酸转移酶（ALT、AST、AST同工酶）、碱性磷酸酶（ALP）及其同工酶、γ-谷氨酰转肽酶（γ-GT）及其同工酶、乳酸脱氢酶及其同工酶、α-L-岩藻糖苷酶（AFU）、谷氨酸脱氢酶（GDH或GLDH）、5'-核苷酸酶（5'-NT）、单胺氧化酶（MAO）、脯氨酰羟化酶（pH）等。

（7）其他检测：包括Ⅲ型前胶原肽氨基末端肽测定、Ⅳ型胶原及其分解片段、血清铜测定等。

如何选择肝功能检查项目？

肝脏是人体重要器官之一，具有多种多样的物质代谢功能，由于肝脏功能复杂，再生和代偿能力很强，因此，根据某一代谢功能所设计的检查方法，只能反映肝功能的一个侧面，而且往往到肝脏损害至相当严重的程度时才能反映出来，因而肝功能检查正常也不能排除肝脏病变。目前尚无一种理想的肝功能检查方法能够完整和特异性地反映肝脏功能的全貌。在临床工作中，肝脏病检查项目选择原则如下。

（1）健康体格检查时：可选择 ALT、AST、A/G 比值和肝炎病毒标志物。必要时可增加 ALP、STP 及血清蛋白电泳。

（2）怀疑为无黄疸型肝病时：对急性患者查 ALT、胆汁酸、尿内尿胆原及肝炎病毒标志物；对慢性患者加查 AST、ALP、γ–GT、STP、A/G 比值及血清蛋白电泳。

（3）对黄疸患者的诊断和鉴别诊断时：应查结合胆红素、总胆红素、尿内尿胆原与胆红素、ALP、γ–GT、LP–X、胆汁酸。

（4）怀疑为原发性肝癌时：除查一般肝功能外，应加查甲胎蛋白（AFP）、γ–GT 及其同工酶、ALP 及其同工酶。

（5）怀疑为肝纤维化或肝硬化时：ALT、AST、胆红素、A/G、蛋白电泳，此外应查 MAO、pH、PⅢP 等。

（6）疗效判断及病情随访：急性肝炎可查 ALT、AST、前白蛋白、ICG、TB、SB、尿内尿胆原及胆红素等。慢性肝病科观察 ALT、AST、前白蛋白、ICG、TB、SB、凝血酶原时间等，必要时查 MAO、pH，及 PⅢP 等。原发性肝癌应随访 AFP 及 AFP 异质体、γ–GT 及其同工酶、ALP 及其同工酶。

肝功能异常的临床意义是什么？

（1）血清 ALT 和 AST 检测：肝损伤时可出现 ALT 和 AST 升高，但并无病因特异性，一般在急性肝炎时，ALT 升高较明显，可达 1000U/ml 以上，且 ALT 活性高于 AST，ALT/AST>1。慢性肝炎时，ALT 和 AST 可以持续和反复升高，ALT 活性可高于 AST，ALT/AST ≤ 1。在重型肝炎患者，血清胆红素升高明显，但 ALT 和 AST 反而下降，出现"胆酶分离"现象。

在急性及慢性肝炎时，γ–GT 和 ALP 也升高，但在各种原因引起的肝内和肝外梗阻性黄疸时升高较明显。血清胆碱酯酶活性的检测在重型肝炎的诊断和预后判断方面具有重要意义。重型肝炎时，血清胆碱酯酶活性常明显降低，与预后相关。

（2）血清胆红素测定：急性和慢性肝炎均可出现血清胆红素升高，表现为直接和间接胆红素同时升高。重型肝炎时，血清胆红素迅速升高，一般超过正常值上限10倍，与预后直接相关。淤胆型肝炎时，血清胆红素也升高明显，以直接胆红素升高为主。

（3）人血白蛋白（A）：人血白蛋白只在肝脏产生。在慢性肝炎、肝硬化和重型肝炎时，可出现人血白蛋白（A）降低，同时伴球蛋白（G）升高，导致A/G比值降低，甚至≤1。由于血清前白蛋白半衰期很短，仅1.9日，因此，测定血清前白蛋白水平能较早地反映肝脏损害及其严重程度。

（4）凝血酶原时间（PT）和凝血酶原活动度（PTA）测定肝脏合成多种凝血因子，当肝脏发生严重病变时，凝血因子合成障碍，出现PT延长、PTA降低。由于PT和PTA可以反映一些半衰期较短的凝血因子水平，如凝血酶原、Ⅶ、Ⅹ凝血因子。在重型肝炎时，PT可明显延长，较对照延长3秒以上，活动度常低于70%。PT和PTA的测定可以迅速反映肝坏死程度及预后。

（5）血氨及血浆氨基酸谱的测定：在肝硬化、重型肝炎时可以出现血氨升高，血浆氨基酸谱也可发生变化，主要是血浆支链氨基酸水平下降，而芳香族氨基酸水平升高，使支链氨基酸与芳香族氨基酸的比值（正常值≥3.0）降低。在肝性脑病时，其比值可≤1。

（6）甲胎蛋白（AFP）：再生的肝细胞和肝癌细胞均能产生AFP。在急性肝炎、慢性肝炎、肝硬化和重型肝炎时血清AFP均可升高，但水平较低，持续时间较短，预后肝细胞再生活跃，预后良好。而肝细胞癌时，血清AFP水平升高明显且呈持续性。

（7）血脂测定：重型肝炎患者的血清总胆固醇水平明显降低，而在淤胆型肝炎时，血清胆固醇水平升高。

（8）肝纤维化标志物的检测：较常用的肝纤维化标志物包括血清透明质酸（HA）、Ⅲ型前胶原肽（PⅢP）、Ⅳ型胶原（Ⅳ–C）、层粘连蛋白（LA）。这些纤维化标志物仅能部分反映纤维化的程度，而不能代替肝组织活检。

哪些因素会影响肝功能检查结果？

（1）一些检测仪器不够先进就会导致检测结果出现误差。因而肝功能检查一定要到正规的医院进行。

（2）受乙型肝炎等肝炎病毒的影响，乙型肝炎病毒不断复制会造成病毒不断累积，免疫系统清除病毒带来的肝损伤，严重影响肝功能。

（3）不良生活习惯也会影响肝功能，作息时间不正常、饮食不规律、饮酒、吸烟、过度疲惫等。

（4）检查前进食、喝水也会影响肝功能检查结果。

（5）药物刺激也是影响肝功能的因素，如服用维生素D、感冒药、消炎药、安眠药等也会影响肝功能检查结果，导致检查出现误差。

（6）其他疾病的影响，如重感冒也是影响肝功能的原因之一。

哪些因素影响乙型肝炎标志物的检查准确率？

（1）样本采集和处理的影响

①样本溶血及混有红细胞的血清易沉淀或附着在聚乙烯孔内，残留在孔内的血红蛋白具有过氧化物酶样的活性，催化底物显色造成假阳性，严重溶血样本禁用。

②采血试管洗涤不彻底、反复使用易交叉污染；塑料试管能吸附抗原物质，样本久置在塑料管内会使样本内抗原含量下降造成假阴性。最好使用一次性玻璃试管或真空管采血管；并使用非抗凝标本，肝素抗凝血浆会增加OD值，可能与高浓度肝素具有强大的负电荷能吸附酶标记物不易洗脱有关；EDTA、酶抑制剂（如NaN3）可抑制ELISA系统中辣根过氧化物酶活性。

③样本凝固不全，正常血液采集后1/2~2小时开始凝固，18~24小时血块完全收缩。在工作中，有时为了争取时间快速检测，常在血液还未开始凝固时即强行离心分离血清，在血清中残留部分纤维蛋白原，在ELISA测定过程中可以形成肉眼可见的纤维蛋白块，易造成假阳性结果；因此血液样本采集后必须使其充分凝固后再分离血清，或样本采集时用带分离胶的采血管或于采血管中加入适当的促凝剂。

（2）试剂的影响

①乙型肝炎两对半试剂厂家较多，不同厂家出产的试剂灵敏度和特异度存在一定的差异，因此选择高质量的试剂是保证检测结果准确的关键之一。

②不同方法学的检测试剂，会使两对半结果出现一些不同。例如：在实际工作中常用ELISA检测HBsAg结果为阴性，而电化学发光检测为阳性。除方法学的灵敏度外，还存在使用单抗或多克隆抗体试剂的差异。单抗对变异抗原或亚型乙型肝炎标志物检测存在差异，建议试剂厂家对试剂的制备应考虑亚型及型浓度的问题。

（3）操作技术的影响

①加样吸嘴的洁净与否和吸量的准确性，直接影响检测结果。

②温浴影响，96孔酶标板结构特别；易产生边缘效应，抗原抗体结合及酶促反应对温度有严格要求，酶标板周围与内部孔升降温速率不同，造成周边与内部孔结果差异；干浴与水浴存在明显的差异，尽可能使用水浴，并要求固相板放入水中，减少受热不均，贴密封膜，防止污物浸入。

③洗涤是ELISA操作的重要环节。手洗条件一致性较差，对结果影响较大，半自动与全自动洗板机使用不当也会影响结果。

④肉眼判断结果时，显色浅不易观察，影响结果的准确性，必须使用酶标仪检测，以保结果一致性。

（4）Hook效应影响：随着ELISA一步法的应用，一些标本中抗原含量过高，产生Hook效应。影响检测结果，采用同步稀释测定或使用线性范围高的两对半定量法可以减少Hook反应的发生。

（5）干扰物质的影响：常见的干扰物质有类风湿因子、补体、嗜异性抗体、嗜靶抗原自身抗体、医源性诱导的抗鼠Ig（s）抗体、交叉反应物质和其他物质等。在储存过程中可能形成二聚体会导致本底过深影响检测结果。

（6）药物的影响

①高效价的乙型肝炎免疫球蛋白会与HBsAg形成复合物，影响HBsAg的检出。所以，一些HBsAg阳性患者注射乙型肝炎免疫球蛋白后，HBsAg检测会呈阴性反应，导致乙型肝炎两对半少见模式的出现。

②为预防乙型肝炎，部分HBsAg阴性人群在接种乙型肝炎疫苗后的1~2周内，血清中可检出HBsAg成分，形成一过性HBsAg阳性，这可能是乙型肝炎疫苗主要成分是HBsAg。

乙型肝炎病毒复制的标志有哪些？

乙型肝炎复制过程中有两个很重要的因素：一是催化剂，另一个是复制模板。没有这两个因素，乙型肝炎病毒就不能复制。乙型肝炎病毒复制的"催化剂"叫作乙型肝炎病毒DNA聚合酶（HBV DNA-P）。这种酶存在于乙型肝炎病毒的内核，与乙型肝炎病毒的核心抗原（HBcAg）、e抗原（HBeAg）和病毒基因（DNA）共同构成乙型肝炎病毒的核心。因此，判断乙型肝炎病毒复制最重要的指标有以下两种。

①HBeAg：血清HBeAg阳性，提示HBV复制。

②HBV DNA：血清HBV DNA是HBV复制和传染性的直接标志。HBV DNA水平高低与乙型肝炎病毒复制活跃程度呈正相关。

乙型肝炎病毒e抗原（HBeAg），一般通称e抗原。它来源于乙型肝炎病毒的核心，是核心抗原的亚成分，或是核心抗原裂解后的产物。e抗原是可溶性蛋白。当核心抗原裂解时，可溶性蛋白部分（即e抗原）就溶于血清中，存在于血液循环中，血化验时就能检测出来。核心抗原在患者血清中检测不到，仅在肝细胞中才能查到。故查出e抗原，其意义就等于查出核心抗原，表示病毒复制活跃，并且传染性强。一般HBeAg阳性的人，用比较敏感的固相放射免疫法检查e抗原，可有61%的人HBsAg阳性。而如果HBsAg（+），其意义与在血中存在病毒颗粒，或在血中查出乙型肝炎病毒DNA或核心抗体IgM相同。

HBV DNA称为乙型肝炎病毒脱氧核糖核酸。乙型肝炎病毒是一种双链DNA病毒，也就是说它的遗传物质是DNA，它载有病毒所有遗传信息，乙型肝炎病毒靠它才可以复制、繁殖繁衍后代。研究证明，乙型肝炎病毒的裸DNA（没有蛋白包裹的DNA）就有感染性，完成对宿主的侵袭，造成宿主体内出现完整的乙型肝炎病毒颗粒。也就是说HBV DNA相当于完整的乙型肝炎病毒颗粒。因此，检测HBV DNA是判断乙型肝炎病毒有无复制的金指标。DNA的检测目的主要是判断目前患者病毒复制程度的大小，也就是传染性大小，尤其是判断乙型肝炎的转归，以及用药前后的疗效判断有很重要的作用，也是重要的用药指征之一，尤其是抗病毒治疗。

乙型肝炎病毒复制的临床意义是什么？

在乙型肝炎病毒（HBV）感染的不同时期及随着机体免疫功能的变化，患者血清中乙型肝炎病毒抗原抗体发生相应的动态变化，其临床意义也不同，常见的模式和意义如下。

（1）"大三阳"（HBsAg、HBeAg和抗-HBc阳性）：是HBV活动性复制的标志，肝组织中的HBV很不稳定，时常在复制和静止期交替。根据HBeAg向外周血液中释放的时期不同，其传染性和临床意义也不同。①在HBV复制的早期或活动期，HBeAg的含量逐渐升高，此时抗-HBc IgM多为阳性，HBV DNA含量很高，肝脏功能多存在损伤，也是机体发生免疫应答的重要标志，此时临床上可进行抗病毒治疗。②在HBV复制停止或下降期，血循环中的HBV DNA含量处于下降期或呈阴性，肝脏损伤处于修复期或肝脏功能检测指标正常，因此对HBeAg进行动态检测具有重要意义。③部分HBV感染者在感染早期，因C区变异或选择性体液免疫缺陷等原因，血清中抗-HBc一直阴性，此时HBsAg和HBeAg含量很高，应列为活动性复制期，循环中的HBV DNA含量处于高水平，其临床意义和预后尚不十分清楚。

（2）"大三阳"伴抗-HBs阳性：此种模式并非检测错误。在HBV感染急性期、活动期和感染者免疫系统具有应答时，"大三阳"的乙型肝炎患者循环中存在急性抗-HBs IgM，常与大分子的HBsAg结合成HBsAg-IgM复合物，抗-HBs抗体的含量处于低水平，并非是中和性的IgG抗体，不是血清学转换的标志，而是机体免疫清除的重要信息。根据HBsAg-IgM复合物存在的时期和迁延的时限不同，有不同的临床意义，结合HBV DNA含量和肝脏功能的变化可准确判断疾病发展的时期，根据感染者的免疫清除功能不同，预后各异，对临床诊疗意义重大。如果抗-HBs水平和HBV DNA同时很高，应考虑是不同HBsAg亚型病毒的双重感染，此种情况在临床中非常少见。

（3）"小三阳"（HBsAg、抗-HBe和抗-HBc阳性）：HBV感染与机体免疫系统的长期应答之后，HBeAg和抗-HBc发生血清学转换，肝脏组织中的HBV多处于静止状态，此时循环中HBV DNA多呈阴性。"小三阳"伴循环HBV DNA阳性的患者，HBV DNA的含量处于低水平，要高度怀疑HBV活动性复制。

（4）"小三阳"伴抗-HBs阳性：根据抗-HBs含量的水平不同，有不同的临床意义，含量较高者，要考虑不同的HBsAg亚型HBV的双重感染，HBV DNA常呈阴性；含量较低者，应考虑抗-HBs IgM和HBsAg-IgM的检测结果，后者阳性应考虑是HBV活动性复制期。

（5）HBsAg和抗-HBc阳性：在HBeAg和抗-HBe发生血清学转换的过程中，肝组织中的HBV因处于静止期而无新的HBsAg释放到外周循环中，外周的HBeAg被中和而消失，血清中尚无抗-HBe检出，因此存在1~2周或更长的HBeAg和抗-HBe同时阴性期，此时患者体内HBV处于不稳定状态。如果循环中HBV DNA阴性，表示外周HBV被清除，不久将出现抗-HBe阳性，即变成"小三阳"的稳定模式；如果HBV DNA阳性，要注意存在HBV的变异和活动性复制，此时肝脏组织多存在免疫损伤，临床治疗应尽可能缩短这一时期，避免肝脏反复受损导致肝纤维化。

（6）单项抗-HBc阳性：根据抗-HBc IgM和抗-HBc IgG的不同，有不同的临床转归和预后，在HBV复制期，可转化为HBsAg阳性，循环HBV DNA阳性；但大部分患者继而发展为抗-HBs阳性，标志HBV被清除而处于痊愈的稳定恢复期。

（7）其他抗体阳性：HBV感染者如处于HBsAg和HBeAg阴性，其他抗体阳性的模式时，则血循环中的HBV DNA处于阴性状态，如果HBV DNA检测阳性，应考虑检测错误或被污染。此种模式的患者绝大多数彻底痊愈，较少会再次发生HBV的活动性复制。

（8）"大三阳"而HBV DNA阴性：近年来由于各种抗病毒药物在临床中应用，血循环中HBV DNA的消失与HBeAg的血清学转换时限和过去有明显不同，血循环中的HBV DNA下降至检测范围以下，而HBeAg持续阳性，此类患者的预后较为复杂，其临床意义尚待进一步研究。

乙型肝炎病毒复制标志物阴性就可以排除乙型肝炎吗？

HBsAg阳性是机体被HBV感染的标志，表明存在现症HBV感染。但HBsAg阴性也不能完全排除HBV感染。如果血清HBsAg阴性，但血清和

（或）肝组织中HBV DNA阳性，并有慢性乙型肝炎的临床表现，可诊断为隐匿性慢性乙型肝炎。也有少数低浓度感染者外周血HBsAg阴性，原因是血液中HBsAg的含量在常规检测极限之下。

HBeAg阴性的慢性乙型肝炎患者是慢性乙型肝炎中重要的类型之一；而经过抗病毒治疗的HBeAg阳性的慢性乙型肝炎患者，发生血清学转换后也可出现HBeAg阴性。因此，HBeAg阴性也不能排除乙型肝炎。

HBV低水平复制，或隐匿性乙型肝炎均可出现血清HBV DNA阴性（低于检测下限），而HBV DNA的定性检测也与检测试剂敏感性相关。

病毒复制水平高是不是代表病情严重？

虽然HBV不致细胞病变，但其复制水平却可能与肝病病变的程度及其结局相关。高病毒负荷的病例发生肝硬化的比例比低病毒负荷的病例明显提高。对HBeAg阴性的慢性乙型肝炎研究发现：血清病毒高负荷的病例，肝组织炎症分级和纤维化分期也较高。在免疫虚损的病例中，基础病毒负荷高有更高的病变活动高危性。多项研究还表明：血清病毒负荷与HCC的发生也显著相关。因此，病毒复制水平高在一定程度上反映了病情的严重程度。

如何诊断隐匿性乙型肝炎？

血清HBsAg阴性，但血清和（或）肝组织中HBV DNA阳性，并有慢性乙型肝炎的临床表现。除HBV DNA阳性外，患者可有血清抗–HBs、抗–HBe和（或）抗–HBc阳性，但约20%隐匿性慢性乙型肝炎患者的血清学标志物均为阴性。诊断需排除其他病毒及非病毒因素引起的肝损伤。

何谓慢性HBV携带者？

慢性HBV携带者多为处于免疫耐受期的HBsAg、HBeAg和HBV DNA阳性者，1年内连续随访3次以上均显示ALT和AST在正常范围，肝组织学检查无明显异常。

何谓非活动性HBsAg携带者？

血清HBsAg阳性、HBeAg阴性、抗-HBe阳性或阴性，HBV DNA低于最低检测限，1年内连续随访3次以上，ALT均在正常范围。肝组织学检查显示Knodell肝炎活动指数（HAI）<4或根据其他的半定量计分系统判定病变轻微。

如何诊断轻、中、重度乙型肝炎？

（1）轻度：临床症状、体征轻微或缺如，肝功能指标仅有1或2项轻度异常。

（2）中度：症状、体征实验室检查居于轻度和重度之间。

（3）重度：有明显或持续的肝炎症状，如乏力、纳差、腹胀、尿黄、便溏等，伴有肝病面容、肝掌、蜘蛛痣、脾大并排除其他原因，且无门静脉高压者。实验室检查血清ALT和（或）AST反复或持续升高，白蛋白降低或A/G比值异常、丙种球蛋白明显升高。除前述条件外，凡白蛋白≤32g/L，胆红素大于5倍正常值上限、凝血酶原活动度40%~60%，胆碱酯酶<2500U/L，四项检测中有一项达上述程度者可诊断为重度慢性肝炎。

急性乙型肝炎与慢性乙型肝炎发作如何区别？

慢性乙型肝炎急性发作，如无过去检查的记录，与急性乙型肝炎之间容易相互误诊。由于前者需要及时抗病毒治疗，而后者是自限性病程，能自然恢复，故亟须尽早鉴别。

（1）临床表现的差异：①急性乙型肝炎有症状病例显著多于慢性乙型肝炎急性发作（95.7%和79.7%），一般全身和消化道症状较重，胆红素和ALT升高的幅度也较大，黄疸较常见，而脾大较少见；②急性乙型肝炎有较重的炎症反应，TBIL、ALT、γ-GT水平均较高；而即时的肝功能损伤程度却较轻，前白蛋白高而PT短。AFP也可间接反映肝细胞损伤，无论异常率和异常值，都以急性乙型肝炎显著较低。

（2）血清病毒标志物：检测抗–HBc IgM的Abbott试剂经高滴度特殊标定，用此试剂诊断急性乙型肝炎的灵敏度90%~100%，特异度90%~100%，被认为是诊断的金标准。血清稀释1：1000的滴度，对急性乙型肝炎的灵敏度只有77.6%，特异度只有70.0%。临床常规检测的阳性阈值难以确定，难于慢性HBV感染急性发作相鉴别。

急性乙型肝炎病例的HBsAg滴度较低，早期HBeAg血清转换，提示感染趋向恢复。慢性HBV感染在活动期后HBeAg持续，也可较迟转换；而且ALT正常后HBsAg不转阴。

急性乙型肝炎病例的HBV DNA水平显著较低；检测不出的显著较多。

如何诊断肝纤维化？

主要根据组织病理学检查结果诊断，B超检查结果可供参考。B超检查表现为肝实质回声增强、增粗，肝脏表面不光滑，边缘变钝，肝脏、脾脏可增大，但肝表面尚无颗粒状，肝实质尚无结节性改变。肝纤维化的血清学指标如透明质酸（HA）、Ⅲ型前胶原（PC-Ⅲ）、Ⅳ型胶原（Ⅳ-C）、层粘连蛋白（LN）4项指标与肝纤维化分期有一定相关性，但不能代表纤维沉积于肝组织的量。

（1）肝组织病理学检查：仍是诊断肝纤维化的金标准，是明确诊断、衡量炎症活动程度、纤维化程度以及判定药物疗效的重要依据。

（2）生化学检测：血清HA、LN、PC-Ⅲ、Ⅳ-C可反映肝纤维化程度，特别是HA、PC-Ⅲ对早期肝纤维化的诊断价值最高，同时也受肝脏炎症活动的影响。

（3）影像学检查：B超对肝脏表面、肝脏回声、肝静脉、肝边缘和脾脏面积5项参数与肝纤维化分期有很好的相关性，但对1~3期较难区分。也有人认为门静脉主干、门静脉每分钟血流量参数、脾厚度、脾静脉宽度及肝右叶最大斜径等参数的改变与肝纤维化的程度有较好的相关性。

特别要强调，肝纤维化需要综合诊断，生化学和影像学检查仅供参考，即使肝穿刺组织病理学检查也有一定的误差，因此应作动态观察和定期复查以获得病情的进展情况。

如何区别肝纤维化和肝硬化？

肝硬化是慢性肝炎的发展结果，肝组织病理学表现为弥漫性肝纤维化及结节形成，两者必须同时具备，才能诊断。

肝纤维化是指肝细胞发生坏死或炎症刺激时，肝脏内纤维结缔组织异常增生的病理过程。因此肝纤维化是机体对肝实质损伤的一种修复反应。过度纤维化使肝脏萎缩变硬，直到引起肝硬化失代偿或肝衰竭。慢性肝病绝大多数均有肝纤维化，其中25%~40%最终发展为肝硬化乃至肝癌。因此，肝纤维化是慢性肝病最主要的病理特征，也是慢性肝炎、肝硬化等进一步发展、恶化的主要原因。

肝纤维化和肝硬化既有联系又有区别。从病理上看，仅有弥漫性纤维化沉积增加成为肝纤维化，而弥漫性肝纤维化同时伴有肝小叶结构被破坏，形成再生结节，则为肝硬化。从发病上看，肝纤维化是肝硬化的前期阶段，是可逆的，而肝硬化时肝纤维化进一步发展的结果，是不可逆的。从临床观察上看，肝纤维化和肝硬化是连续的发展过程，两者不易截然分开，而肝纤维化一般不致肝功能障碍。

肝硬化是各种病因所致的肝脏慢性、进行性改变，其特点是一种或数种病因反复、长期损伤肝细胞，导致肝细胞变性和坏死，出现纤维组织弥漫性增生。同时肝细胞再生，形成再生结节，正常肝小叶结构和血管遭到破坏，形成假小叶。可以说，肝硬化是肝纤维化发展的结果。代偿期的肝硬化可以没有任何症状，失代偿期的肝硬化则伴有门静脉高压，出现腹水、静脉曲张、脾功能亢进、肝性脑病等。

肝纤维化标志物正常、异常的临床意义是什么？

血清肝纤维化标志物国内常用的标志组合为PC-Ⅲ，Ⅳ-C，LN，HA。

血清PC-Ⅲ水平增高反应CⅢ合成增多；肝脏炎症坏死时C-Ⅲ降解，血清PⅢP水平增高。Ⅳ-C在基底膜细胞外基质（ECM）中，既是纤维生成，也是进行性炎症的标志物。血清LN在肝硬化时明显增高。急性乙型肝炎、慢性乙型肝炎、肝硬化，随着肝炎的发展，血清HA水平增高。但HA

值与Knodell积分对比，治疗前后均仅中度相关。

以上血清肝纤维化标志物有其局限性，具体如下。①应用的限制：在对这些血清标志物的解释，存在不少问题。②非肝脏特异：并无肝内特异类型的胶原和ECM成分，不能将来自肝脏的与来自其他脏器的成分相区别；③这些成分的血清浓度取决于物质的降解，肝内炎症使降解增加，故氨基转移酶可能是假性偏高；④其他干扰因素：胶原和ECM成分主要由胆道或肾脏排泄，淤胆型肝炎和肾衰竭时或有胆道排泄障碍时，胶原和ECM成分血清水平也增高。

肝穿刺与其他检查比较有什么优点？

（1）有助于多种疾病的诊断和鉴别诊断。

（2）了解肝脏病变的程度和活动性。

（3）提供各型病毒性肝炎的病原学诊断。

（4）发现早期、静止或尚处于代偿期的肝硬化。

（5）有利于药物的选择和药物的疗效评价。

（6）鉴别黄疸的性质和原因。

（7）作为慢性肝炎病情、预后的评判指标。

（8）可进行诊断性治疗。

哪些患者需要做肝穿刺的检查？

原则上，临床确诊有慢性肝病，但用生化学、影像学和多种检查仍不能明确病因，但病程仍反复或呈进行性发展的患者，均需行肝穿刺检查。

（1）肝功能检查异常，性质不明者。

（2）肝功能检查正常，但症状、体征明显者。

（3）不明原因的肝大、门脉高压或黄疸。

（4）对病毒性肝炎的病因、类型诊断、病情跟踪、疗效考核及预后的判断。

（5）隐匿性乙型肝炎的诊断。

（6）肝内胆汁淤积的鉴别诊断。

（7）慢性肝炎的分级分期。

（8）HBV携带者，年龄大于40岁或有肝癌家族史者。

（9）肝内肿瘤的细胞学检查及进行药物治疗。

（10）不明原因的发热鉴别诊断。

（11）肉芽肿病、结核、布鲁菌病、球孢子病等疾病的诊断。

肝穿刺前需做什么准备？

（1）术前1~2天，患者需要进行常规肝脏生化检查、凝血功能检测、血常规、胸透和腹部超声检查。

（2）术前1天，要用超声定位穿刺点，并了解周围有无较大血管或肿大的胆囊。

（3）术前1天和手术当天，要肌注维生素K 110mg各1次，收住院。

（4）术前，医生还要向患者说明配合穿刺的注意事项，练习送气以及消除患者的恐惧和紧张。签署知情同意书。

（5）术前半小时测血压、脉搏，排空小便。

（6）用品准备：无菌肝穿包、高弹力腹带、无菌手套、2%利多卡因、生理盐水、标本固定液、胶布、纱布、棉签等；术者应熟悉操作程序并仔细检查器械。

以上流程准备仅供参考，临床中谨遵医嘱。

肝穿刺后需做什么处理？

（1）术后严密监测患者血压、脉搏等生命体征，心电监测。

（2）术后密切观察有无出血，胆汁渗漏、气胸、损伤其他脏器和感染的征象。

（3）术后绝对卧床24小时，24小时后可下床室内活动。

无创伤性肝纤维化检查的方法有哪些？

（1）血清学指标：HA，LN，PⅢP，Ⅳ–C，细胞因子等。

（2）影像学检查：肝脏超声，弹性超声（FibroScan），肝脏CT，肝脏MRI。超声、CT、MRI在临床中应用广泛，但只有在肝纤维化晚期、肝硬化和门脉高压症状时才能出现异常图像，不能做出早期诊断。FibroScan无创肝纤维化诊断设备仪器是由法国Echosens公司推出的具有全球专利保护的肝纤维化诊断设备。其原理主要通过测定低频振荡波在肝组织纤维中的传播速度来判断肝脏的硬度，从而评估出肝脏中存在的纤维数量的多少，也就是纤维化的程度。FibroScan已成为目前全球最先进的无创肝纤维化诊断及评估仪器，大大提高了患者肝纤维化和肝硬化的检出率。为肝纤维化的早期诊断、早期治疗和预防提供了可能。FibroScan适用于各种慢性肝病包括病毒性肝炎、酒精性肝炎、非酒精性脂肪性肝炎及自身免疫性肝病等所导致的肝纤维化和肝硬化的检查。FibroScan像B超一样，它的最大的优点是无创，而且能够快速对肝脏纤维化做出诊断，精确度高、重复性好，完全避免了肝穿刺带来的创伤。FibroScan对纤维化各期的分级诊断准确性（AUPOC）在80%以上。FibroScan（肝脏弹性测定）是利用超声技术通过肝脏组织对低频超声震动波反射而来的弹性数值，来评估肝脏的硬度，单位以千帕（kPa）来表示。弹性数值测量范围是2.4~75.4kPa，弹性数值越大，表示肝组织质地越硬，纤维化程度越严重。肝纤维化程度按弹性数值分为F0、F1、F2、F3和F4，5个等级：F0为无肝纤维化，≥F1为轻度肝纤维化，≥F2为中度肝纤维化，≥F3为重度肝纤维化，F4为肝硬化。

必须强调的是肝纤维化应该根据病史、症状体征和客观检查资料综合诊断。

乙型肝炎患者为什么要做B超检查？

（1）B超检查是乙型肝炎患者最实用、最经济和无创伤的肝病影像学检查技术。

（2）B超具有操作简单、完全、无损害、无痛苦，可反复多次检查，检查结果迅速、及时，分辨力度限为2cm，阳性率高达80%等优点。因此，它已被广泛地应于多种脏器病变的探测，尤其是肝脏疾病的诊断，具有较高的使用价值，并可与X线、CT、磁共振（MRI）等检查结果互为补充。

（3）B超检查帮助乙型肝炎患者监测肝脏病变。

①慢性乙型肝炎，B超检查的部位应包括肝脏、胆囊和脾，肝硬化患者还应该进行腹水检查，肝脏病变越明显，B超诊断的准确性越高。

②乙型肝炎病毒感染是慢性乙型肝炎、肝硬化和肝癌的主要致病因素，因此经常进行B超检查对早期诊断肝硬化和肝癌是非常必要的。肝功能正常的乙型肝炎病毒携带者和轻度慢性乙型肝炎患者最好每年进行一次B超检查。40岁以上，炎症程度在中度以上的慢性乙型肝炎患者最好半年进行一次B超检查。肝硬化或肝内回声不均的患者最好3~6个月进行一次B超检查。

③病毒性乙型肝炎急性期，肝内呈弥散不均的密集强回声光点；慢性期除弥散不均的点状回声外，肝被膜增厚，回波增强，血管走形不清，尤其肝内血管变细，分布减少，超声图像呈弥散性病变。然而由于B超对乙型肝炎只有一定的辅助诊断意义，而缺乏特异性诊断价值，只有怀疑早期肝硬化、肝脓肿、肝癌、肝囊炎、胆石症等疾病时，才有必要做B超检查以明确诊断。

怀疑患者有肝脏恶性病变需做哪些检查？

血清肿瘤标志物全套、肝肾功能、B超、CT增强、MRI增强等，有条件者可行PET/CT检查。如肿瘤标志物甲胎蛋白（AFP）或AFP异质体等进行性升高，B超、CT、MRI等提示存在占位性病变，必要时可行肝穿刺术获得病理学依据。

什么是CT检查？哪些肝炎患者需要做CT检查？

CT（computed tomography）即电子计算机体层成像。用X线束对人体某部一定厚度的层面进行扫描，由探测器接收透过该层面的X线，转变为可见光后，由光电转换变为电信号，再经模拟（数字）转换器[analog（digital）converter]转为数字，输入计算机处理。图像形成的处理有如对选定层面分成若干个体积相同的长方体，称之为体素（voxel）。扫描所得信息经计算而获得每个体素的X线衰减系数或吸收系数，再排列成矩阵，即数字矩阵（digital matrix），数字矩阵可存贮于磁盘或光盘中。经数字（模拟）转换器[digital（analog）converter]把数字矩阵中的每个数字转为由黑到白不等灰度的小方块，即像素（pixel），并按矩阵排列，即构成CT图像。所以，CT图像是重建图像。

CT检查和B超一样，均为无痛，无创造性检查，且CT检查病变灵敏度高于B超。对肝脏疾病诊断的特点是图像清晰，可检出细微病变，但对弥散性肝细胞病变和病毒性肝炎并无特征性显示，肝炎患者在一般情况下无须做CT检查。只有慢性肝炎、肝硬化需要排除早期癌变或鉴别黄疸性质时才有做CT检查。

细胞免疫、体液免疫在乙型肝炎中有什么意义？

细胞免疫、体液免疫与乙型肝炎自然史及乙型肝炎病毒的清除有密切关系。

1. 细胞免疫在乙型肝炎中的意义

乙型肝炎的发生、发展与宿主的细胞免疫功能状态密切相关，HBV感染使机体T细胞亚群发生一系列变化，使细胞免疫功能紊乱，成为HBV持续存在的主要原因。机体清除HBV的关键是特异性免疫功能健全，而细胞免疫在其中发挥主要作用，机体T细胞根据表面分子受体的表达不同分为三大亚群：CD_3^+ T细胞、CD_4^+ T细胞、CD_8^+ T细胞。其中CD_4^+ Th细胞在细胞免疫中占主要地位。

（1）CD_4^+ T、CD_8^+ T细胞的变化：HBV感染后，CD_4^+ T、CD_8^+ T细胞及CD_4^+/CD_8^+均发生变化。CD_4^+ T细胞减少，CD_8^+ T细胞增加，而CD_4^+/CD_8^+降低。肝内CD_8^+ T细胞的存在，提示该细胞可能有助于清除感染。HBsAg转阴后，肝内CD_8^+细胞的含量仍然很高。免疫耐受期肝内NK细胞的比例明显高于免疫清除期，CD_4^+ T细胞核CD_8^+ T细胞的比率在两个时期没有差别，然而在免疫清除期，CD_8^+ T细胞的比率与病毒载量呈正相关，而CD_4^+ T细胞的比率与病毒载量负相关，而外周血中这些区别是不存在的。

（2）Th细胞的变化：Th1型细胞因子与肝炎的发生密切相关。在CHB

过程中，Th1型细胞因子表现出了高水平。HBV感染者IFN-γ、TNF-α和IL-2、IL-6、IL-18等含量均高于正常对照组。

（3）CD$_4^+$T、CD$_{25}^+$T调节细胞（Treg）的变化：在HBV感染期和恢复期，CD$_4^+$T、CD$_{25}^+$T细胞都可以抑制CD$_8^+$T细胞的免疫反应。T细胞对HBcAg的低反应是由于HBcAg引导的调节性T细胞的作用而不是由于针对HBsAg的Th2细胞的增加。Treg的清除或抑制对于慢性感染个体通过引导病毒特异性CTL的免疫反应进而控制HBV的免疫治疗策略有重要意义。

（4）CTL的变化：感染HBV病毒的肝脏内CTL迅速增加，分泌IFN-γ抑制HBV的基因表达。一方面，病毒特异性CTL有助于控制病毒复制，介导病毒清除；另一方面，抗原非特异性炎症细胞的堆积加重了CTL引导的免疫病理。

2. 体液免疫在乙型肝炎中的意义

（1）HBV感染时干扰素（IFN）的产生：内源性IFN的产生是感染早期抗病毒机制的一个组成部分，感染早期或接种活疫苗后，外周血中可检测IFN活性。

（2）HBV对淋巴细胞有丝分裂的抑制作用：HBsAg和HBeAg及其免疫复合物具有抑制PHA诱导的IL-2反应，还可以解释为什么HBV高复制的患者，其体外产生IL-2的能力较低。

如何诊断"乙型肝炎病毒相关性肾炎"？

乙型肝炎病毒相关性肾炎（Hepatitis B virus associated glomerulonephritis，HBV-GN）是指由于乙型肝炎病毒（HBV）感染，直接或间接引起的肾小球肾炎。其发病机制仍未明确，迄今无特效药物治疗。诊断乙型肝炎病毒相关性肾炎需在排除其他原因引起的继发性肾脏疾病的前提下，具备以下条件：①乙型肝炎病毒标志物阳性；②肾活检提示肾小球肾炎；③存在免疫系统清除功能障碍的疾病基础。

乙型肝炎通常需与哪些肝病鉴别？

乙型肝炎需与其他病毒引起的肝炎及其他引起肝功能损伤的疾病相

鉴别。

（1）其他病毒引起的肝炎：包括肝炎病毒和非嗜肝病毒引起的肝炎，前者常见有甲型肝炎、丙型肝炎、丁型肝炎、戊型肝炎等，主要靠血清学标志物鉴别诊断；后者如巨细胞病毒感染，EB病毒感染等。

（2）其他引起肝功能损伤的疾病：如药物性肝炎、酒精性肝病、自身免疫性肝病、代谢性肝病、脂肪肝、胆囊及胆管疾病、肝外脏器疾病引起的肝损害等，根据患者病史、临床表现及实验室检查有助于鉴别。

慢性肝炎如何进行辨证论治？

肝主疏泄，主藏血，主筋，开窍于目。胆附于肝，内藏"精汁"，肝胆相为表里。肝胆的病理表现主要是气机的流畅、血液的贮藏调节和胆汁疏泄功能的异常。

依据肝的生理功能和病机变化特点，慢性肝炎多属于中医学"胁痛""黄疸""积聚""鼓胀"等范畴。

1.胁痛

①肝郁气滞证：柴胡疏肝散加减。常用药：柴胡、枳壳、香附、川楝子、白芍、甘草、川芎、郁金、延胡索等。②肝胆湿热证：龙胆泻肝汤加减。常用药：龙胆草、山栀子、黄芩、川楝子、枳壳、延胡索、泽泻、车前子等。③瘀血阻络证：血府逐瘀汤或复元活血汤加减。常用药：当归、川芎、桃仁、红花、柴胡、枳壳、香附、川楝子、郁金、五灵脂、三七、延胡索等。④肝络失养证：一贯煎加减。常用药：生地、枸杞、黄精、沙参、麦冬、当归、白芍、炙甘草、延胡索等。

2.黄疸

（1）阳黄。①热重于湿证：茵陈蒿汤加减。常用药：茵陈、栀子、大黄、黄柏、连翘、垂盆草、茯苓、郁金、龙胆草等；②湿重于热证：茵陈五苓散合甘露消毒丹加减。常用药：藿香、白蔻仁、陈皮、茵陈蒿、车前子、茯苓、薏苡仁、黄芩、连翘等；③胆腑郁热证：大柴胡汤加减。常用药：柴胡、黄芩、半夏、大黄、枳壳、郁金、佛手、茵陈、山栀子、白芍、甘草等；④疫毒炽盛证（急黄）：《千金》犀角散加减。常用药：水牛角、黄连、栀子、大黄、茵陈、生地、玄参、丹皮等。

（2）阴黄。①寒湿阻遏证：茵陈术附汤加减。常用药：附子、白术、干姜、茵陈、茯苓、泽泻、猪苓、苍术、厚朴、半夏、陈皮等。②脾虚湿滞证：黄芪建中汤加减。常用药：黄芪、桂枝、白术、当归、白芍、甘草、大枣、茵陈、茯苓等。

（3）黄疸消退后的调理。①湿热留恋证：茵陈四苓散加减。常用药：茵陈、黄芩、茯苓、泽泻、车前草、苍术、陈皮等。②肝脾不调证：柴胡疏肝散或归芍六君子汤加减。常用药：当归、白芍、柴胡、枳壳、香附、郁金、党参、白术、茯苓、山药、陈皮、山楂、麦芽等。③气滞血瘀证：逍遥散合鳖甲煎丸。常用药：枳壳、香附、柴胡、当归、赤芍、丹参、桃仁、莪术等。

3.积聚

①肝气郁结证：逍遥散、木香顺气散加减。常用药：柴胡、当归、白芍、甘草、生姜、薄荷、香附、青皮、枳壳、郁金等。②食滞痰阻证：六磨汤加减。常用药：大黄、枳壳、沉香、木香、乌药、槟榔等。③气滞血阻证：柴胡疏肝散合失笑散加减。常用药：柴胡、青皮、川楝子、丹参、延胡索、蒲黄、五灵脂等。④瘀血内结证：膈下逐瘀汤合六君子汤加减。常用药：当归、川芎、桃仁、三棱、莪术、石见穿、香附、乌药、陈皮、党参、白术、黄精、甘草等。⑤正虚瘀结证：八珍汤合化积丸加减。常用药：党参、白术、茯苓、甘草、当归、白芍、地黄、川芎、三棱、莪术、香附、槟榔等。

4.鼓胀

①气滞湿阻证：柴胡疏肝散合胃苓汤加减。常用药：柴胡、香附、郁金、青皮、川芎、白芍、苍术、厚朴、陈皮、茯苓、猪苓等。②水湿困脾证：实脾饮加减。常用药：白术、苍术、附子、干姜、厚朴、木香、陈皮、茯苓、泽泻等。③水热蕴结证：中满分消丸合茵陈蒿汤加减。常用药：茵陈、金钱草、山栀子、黄柏、苍术、厚朴、砂仁、大黄、猪苓、泽泻、车前子、滑石等。④瘀结水留证：调营饮加减。常用药：当归、赤芍、桃仁、三棱、莪术、鳖甲、大腹皮、益母草、泽兰、泽泻、赤茯苓等。⑤阳虚水盛证：附子理苓汤或济生肾气丸加减。常用药：附子、干姜、党参、白术、

茯苓、泽泻、车前子等。⑥阴虚水停证：六味地黄丸合一贯煎加减。常用药：沙参、麦冬、生地、山萸肉、枸杞子、猪苓、茯苓、泽泻、玉米须等。

什么是黄疸？

黄疸是以目黄、身黄、小便黄为主症的一种病症，其中目睛黄染尤为本病的重要特征。

黄疸是由于感受湿热疫毒等外邪，导致湿浊阻滞，脾胃肝胆功能失调，胆汁不循常道，随血泛溢引起的以目黄、身黄、尿黄为主要临床表现的一种肝胆病症。患病初起，目黄、身黄不一定出现，而以恶寒发热、食欲不振、恶心呕吐、腹胀肠鸣、肢体困重等类似感冒的症状为主，三五日后，才逐渐出现目黄，随之出现尿黄与身黄。亦有先出现胁肋剧痛，然后发黄者。病程或长或短，发病程度或深或浅，其色或鲜明或晦暗。

何为中医所讲的阳黄、阴黄和急黄？

黄疸的形成关键是湿邪为患，由于致病因素不同及个体素质的差异，湿邪可从热化或寒化。

（1）因湿热所伤，或过食甘肥酒热，或素体胃热偏盛，则湿从热化，湿热交蒸，发为阳黄。由于湿和热的偏盛不同，阳黄有热重于湿和湿重于热的区别。阳黄黄色鲜明，发病急，病程短，常伴身热，口干苦，舌苔黄腻，脉象弦数。

（2）如湿热蓄积化毒，疫毒炽盛，充斥三焦，深入营血，内陷心肝，可见卒然发黄、神昏谵妄、痉厥出血等危重症，成为急黄。急黄为阳黄之重症，病情急骤，疸色如金，兼见神昏、发斑、出血等危象。

（3）如病因寒湿伤人，或素体脾胃虚寒，或久病脾阳受伤，则湿从寒化。寒湿瘀滞，中阳不振，脾虚失运，胆液为湿邪所阻，表现为阴黄证。阴黄黄色晦暗，病程长，病势缓，常伴纳少、乏力、舌淡、脉沉迟或细缓。

治疗篇

◆ 乙型肝炎治疗的总体目标是什么?

◆ 乙型肝炎治疗措施有哪些?

◆ 为什么乙型肝炎需要长期治疗?

◆ 乙型肝炎患者治疗期间需要注意什么?

◆ 什么情况下乙型肝炎患者必须进行抗病毒治疗?

◆ ......

乙型肝炎治疗的总体目标是什么?

慢性乙型肝炎治疗的总体目标是最大限度地长期抑制HBV,减轻肝细胞炎症坏死及肝纤维化,延缓和减少肝硬化、肝硬化失代偿、HCC及其并发症的发生,从而改善生活质量和延长存活时间。对部分适合条件的患者,应追求临床治愈。

乙型肝炎治疗措施有哪些?

慢性乙型肝炎治疗主要包括抗病毒、免疫调节、抗炎保肝、抗纤维化和对症治疗,其中抗病毒治疗是关键,只要有适应证,且条件允许,就应进行规范的抗病毒治疗。

(1)抗病毒治疗:主要包括干扰素和核苷酸类似物,能分别通过调节机体免疫杀伤感染靶细胞,或阻断DNA合成抑制乙型肝炎病毒复制,减轻肝细胞损害,防止肝硬化等并发症,提高生活质量,延长存活时间。

(2)免疫调节治疗:是慢性乙型肝炎治疗的重要手段之一,但目前尚缺乏乙型肝炎特异性免疫治疗方法。胸腺素 α_1 可增强非特异性免疫功能,不良反应小,使用安全,对于有抗病毒适应证,但不能耐受或不愿接受干扰素和核苷(酸)类似物治疗的患者,有条件可用胸腺素。

(3)中医中药治疗:苦参素(氧化苦参碱)系我国学者从中药苦豆子中提取,已制成静脉内和肌肉内注射剂及口服制剂。我国的临床研究表明,该药具有改善肝脏生化学指标及一定的抗HBV作用。除此之外,中医中药治疗也具有抗病毒作用,有待于进一步深入研究。

(4)保肝降酶退黄治疗:肝脏炎症坏死及其所致的肝纤维化是疾病进展的主要病理学基础,因而如能有效抑制肝组织炎症,有可能减少肝细胞破坏和延缓肝纤维化的发展。保肝降酶药物包含甘草酸制剂、水飞蓟素类、多酰磷脂类、谷胱甘肽类、氨基酸类等制剂活性成分比较明确,有不同程度的抗炎、抗氧化、保护肝细胞膜及细胞器等作用,临床应用这些制剂可改善肝脏生化学指标。联苯双酯和双环醇等也可降低血清氨基转移酶特别是ALT水平。抗炎保肝治疗只是乙肝综合治疗的一部分,并不能取代抗病毒治疗。对于 ALT 明显升高者或肝组织学明显炎症坏死者，在抗病毒治疗的基础上可适当选用抗炎保肝药物。不宜同时应用多种抗炎保肝药物，以免加重肝脏负担及因药物间相互作用而引起不良效应。另外，退黄药物、支持药物、祛脂药物也是乙型肝炎治疗的重要组成部分。

（5）抗纤维化治疗：抗病毒治疗可以改善肝组织纤维化甚至肝硬化，因此，抗病毒治疗是抗纤维化治疗的基础。中医中药在抗纤维化方面有着良好的疗效，根据中医学理论和临床经验，肝纤维化和肝硬化属正虚血瘀证范畴，因此，对慢性乙型肝炎肝纤维化及早期肝硬化的治疗，多以益气养阴、活血化瘀为主，兼以养血柔肝或滋补肝肾。代表药物有扶正化瘀胶囊、复方鳖甲软肝片、大黄䗪虫丸等。

为什么乙型肝炎需要长期治疗？

由于目前使用的抗病毒药物只有一部分患者能够达到有效清除病毒，大部分患者得到的疗效是抑制病毒复制，根本无法彻底清除病毒，远远达不到真正意义上的消除病毒。从目前来说长期治疗是必需的。具体讲使用聚乙二醇化干扰素进行抗病毒治疗的患者，只有 10% 左右患者能够得到病毒完全清除的结局，其中 HBV DNA 阴转率为 30%~50%，HBeAg 阳性患者血清学转换 30% 左右。至于使用核苷类似物进行抗病毒治疗的患者，由于其作用是嵌入乙型肝炎病毒复制的 DNA 中，起到的作用是抑制病毒的复制，使外周血液中 HBV DNA 处于不可检测的水平，但对于 cccDNA 清除作用不确切，使病毒不能彻底地清除，同时乙型肝炎病毒是非常顽固的一种病毒，部分药物在用药过程中会出现的变异，使治疗更为困难。其治疗效果不尽如人意的原因有病毒因素和宿主因素，宿主因素主要是慢性 HBV 携带者免疫功能低下甚至处于免疫耐受状态，可长期与 HBV 和平共处，造成 HBV 持续感染状态，甚至造成病变进展。病毒因素一方面与 HBV 本身特殊的复制方式有关。HBV 进入宿主肝细胞核内，形成环状 DNA（cccDNA），为 HBV 复制的原始模板，是 HBV 持续复制和抗病毒治疗后复发的根本原因。目前认为有效的抗病毒药对此作用均极微，难以将其从体内清除。所以目前唯一可能有效的方法是长期、持续的抑制 HBV 的复制，使 HBVcccDNA 库不能补充且逐渐耗竭。此外，我国感染的HBV基因型多为B或C型，且C型更多，而C型患者临床表现更严重，HBV变异率更高，感染后免疫清除期长，抗HBV应答率亦较低，抗HBV治疗药物剂量要求更大，疗程更长。因此，长疗程治疗非常必要。所以乙型肝炎患者需要长期坚持不懈地治疗。对于每位具体患者来讲还应依据用药情况，制定和推荐长期维持治疗的具体疗程和方案。

乙型肝炎患者治疗期间需要注意什么？

（1）乙型肝炎患者抗病毒期间要密切监测肝功能以及肾功能、血常规、尿常规等安全性指标。对于服用核苷类药物的患者检测周期在刚开始服药时2周为宜，以后可以延长至1~3个月复查一次乙型肝炎病毒指标（HBeAg和乙型肝炎病毒DNA）。待HBV DNA阴转后，具有强抑制作用的可以6个月随访一次，抑制作用较弱的仍要3个月随访一次。采用干扰素治疗的患者也需按照医嘱进行随访，并加做HBsAg。

（2）抗病毒治疗期间不可随意换药及停药，必须在医生指导下定期随访治疗。

（3）饮食方面尤为重要：乙型肝炎患者饮食以滋养、清淡、易消化为宜，要均衡营养，切忌过食及食辛辣之物。辛辣食品易引起消化道生湿化热，湿热夹杂，肝胆气机失调，消化功能减弱。

（4）忌酗酒及吸烟：烟中的有毒物质对肝功都有损害能抑制肝细胞再生和修复，因此肝病患者不宜吸烟。酒的主要成分是乙醇，乙醇在肝脏内可以转化为乙醛，它们对于肝脏都有直接的损害作用，使肝细胞发生变性和坏死。乙型肝炎患者本身肝脏已有病变，加上饮酒可谓是雪上加霜，可以使病情加速向肝硬化，甚至肝癌方向发展。

（5）勿过劳：肝为人体重要代谢器官，过度劳累使大量营养和氧气消耗，导致肝脏能量供应大幅度减少，肝炎患者本身功能异常，营养失调，更加削弱肝脏的抗病力，则乙型肝炎病毒就会迅速扩散，破坏肝脏功能直至发生不可逆转的病变。

（6）保持乐观心情，勿恼怒、焦躁：肝为将军之官，喜条达而恶抑郁，焦虑恼怒易伤肝，直接影响了疾病的治疗和脏腑功能的恢复，故肝病患者要心情舒畅，保持良好的心态。

什么情况下乙型肝炎患者必须进行抗病毒治疗？

（1）血清HBV DNA阳性、ALT持续异常（>ULN）且排除其他原因所致者，建议行抗病毒治疗。

（2）对于血清HBV DNA阳性的代偿期乙型肝炎肝硬化患者和HBsAg阳性失代偿期乙型肝炎肝硬化患者，建议行抗病毒治疗。

（3）血清HBV DNA阳性、ALT正常，有下列情况之一者建议抗病毒治疗。

①肝活组织穿刺检查提示显著炎症和（或）纤维化［G≥2和（或）S≥2］。

②有乙型肝炎肝硬化或乙型肝炎肝癌家族史且年龄>30岁。

③ALT持续正常、年龄>30岁者，建议行肝纤维化无创诊断技术检查或肝组织学检查，发现存在明显肝脏炎症或纤维化。

④HBV相关肝外表现（如HBV相关性肾小球肾炎等）。

在开始治疗前应排除由药物、酒精或其他因素所致的ALT升高，也应排除应用降酶药物后ALT暂时性正常。在一些特殊病例，如肝硬化或服用联苯结构衍生物类药物者，其AST水平可高于ALT，此时可将AST水平作为主要指标。

急性乙型肝炎需要进行抗病毒治疗吗？

急性乙型肝炎不需要进行抗病毒治疗，急性乙型肝炎是一种相对自限性疾病，其中有90%~95%的概率会痊愈，5%~10%可能会逐渐转为慢性。目前尚无肯定特效药。其治疗原则是早发现，早治疗，尽量减少和避免病情发展或迁延不愈。强调隔离、充分休息、合理饮食、适当增加营养，注意对症下药。用药以退黄、降酶、保肝、提高机体免疫力为总则。急性乙型肝炎初期的治疗非常重要，因为医学界一般认为，急性乙型肝炎在经过半年治疗之后，如果还不能痊愈，那么患者便会转为慢性乙型肝炎，届时将根据患者是否符合抗病毒的指征，再进一步决定是否抗病毒治疗。

HBV携带肿瘤患者化疗期间如何治疗乙型肝炎？

我国是乙型肝炎高发地区，我国慢性HBV感染率高达10%，约有1.2亿。由于人均寿命延长，环境污染、作息习惯不良等导致肿瘤发生率增加，携带HBV的肿瘤患者所占比例不断攀升。随着肿瘤发病率的升高及细胞毒化疗药物的广泛应用，HBV携带的肿瘤患者接受化疗会进一步增多。HBV携带的肿瘤尤其是恶性淋巴瘤患者化疗后肝炎发生率明显增加，化疗诱发的HBV重新激活不仅影响化疗方案的实施，也可能诱导重度肝炎而直接威胁患者生命。HBV再激活的因素主要与抗肿瘤药物的免疫抑制作用有关，尤其单用利妥昔单抗或合用激素时，其中肾上腺皮质激素可能更重要。因HBV DNA中含有糖皮质激素的应答成分，皮质激素会作用于HBV DNA，激活HBV基因表达，使HBV复制再度活跃。故在开始治疗肿瘤或进行一定疗程免疫抑制治疗之前，建议对HBV携带患者进行抗病毒治疗，因此就算是HBV DNA阴性的HBV携带者，也在应用免疫抑制剂或细胞毒性药物治疗前均应用核苷类似物进行预防性治疗，预防性抗病毒治疗可以明显降低乙型肝炎再激活发生率，建议选用强效低耐药的恩替卡韦、TDF或TAF治疗。

抗病毒治疗如何判断是否有效？

临床中，判定抗病毒治疗的效果如何，主要依据患者的肝功能和病毒学指标。对HBeAg阳性的慢性乙型肝炎，抗病毒治疗效果根据目标可分为三个层次。III级目标（临床好转）：未能获得血清学应答，但获得相当程度的病毒学应答（最大限度、最长时间地抑制HBV DNA复制，DNA下降≥2个数量级）和生化应答（肝功能改善或正常）。II级目标（临床显效）：获得完全［HBeAg转阴，抗-HBe转阳，HBV DNA<10^3 cps/ml（PCR法）］或部分血清学应答（HBeAg转阴，但未出现抗-HBe），完全的病毒学应答［HBV DNA转阴，HBV DNA<10^3 cps/ml（PCR法）］和生化应答（ALT间隔1个月连续2次检测均正常，肝功能复常）。可将此看作是"临床完全应

答"。Ⅰ级目标（临床痊愈）：获得彻底的血清学应答（HBsAg、HBeAg均转阴）、完全的病毒学应答［HBV DNA转阴，HBV DNA<10^3 cps/ml(PCR法)］和生化应答（ALT间隔1个月连续2次检测均正常，肝功能复常）。这是最理想的目标和治疗终点，但一般很难达到。对HBeAg阴性的慢性乙型肝炎，目前抗病毒治疗是否有效的判断标准主要依据病毒学应答（HBV DNA是否明显下降或转阴）和血生化指标（ALT是否明显下降或复常）。

目前抗乙型肝炎病毒药物有几种？

目前用于慢性乙型肝炎患者的治疗主要分两大类：一是核苷类药物，包括拉米夫定、阿德福韦、恩替卡韦、替比夫定、富马酸替诺福韦酯、富马酸丙酚替诺福韦酯；二是干扰素，包括普通干扰素、PEG干扰素 α-2a（美国、欧盟、中国批准）、PEG干扰素 α-2b（中国批准）。前一类属于具有抑制乙型肝炎病毒的作用，后一类具有调节免疫和抗病毒的双重作用。

初治患者应首选强效低耐药物（恩替卡韦、TDF、TAF）治疗。不建议ADV和拉米夫定用于HBV感染者的抗病毒治疗。

由于结构相似的核苷类药物可能有相同或相近的耐药基因突变位点，存在一定程度的交叉耐药性；结构不同的药物可能无交叉耐药或耐药基因突变位点相差较远。这些药物的上市，在一定程度上解决了耐药的问题。但是，核苷类药物并不能彻底杀灭乙型肝炎病毒，用药后会发生病毒变异和耐药。因此，人们还在不断地研究，找到更新、更好的药物和彻底清除乙型肝炎病毒的新途径。

抗病毒同时需要使用其他药物吗？

在抗病毒治疗的同时，必要时还是需要配合服用其他药物。因为肝脏炎症坏死及其所致的肝纤维化是疾病进展的主要病理学基础，如能有效抑制肝组织炎症，就有可能减少肝细胞破坏和延缓肝纤维化的发展。甘草酸制剂、水飞蓟素类等制剂活性成分比较明确，有不同程度抗炎、抗氧化、保护肝细胞膜及细胞器等作用，临床应用这些制剂可改善肝脏生化学指标

（Ⅱ-2，Ⅱ-3）。联苯双酯和双环醇等也可降低血清氨基转移酶特别是ALT水平。因此，对于ALT明显升高者或肝组织学明显炎症坏死者，在抗病毒治疗的基础上可适当选用抗炎保肝和抗纤维化等药物进行辅助治疗。同时注意，抗炎保肝治疗只是综合治疗的一部分，并不能取代抗病毒治疗。不宜同时应用多种抗炎保肝药物，以免加重肝脏负担及因药物间相互作用而引起不良效应。但抗纤维化治疗还是非常有必要的，特别是有些患者在治疗前已经存在部分肝脏组织的纤维化。抗纤维化治疗能进一步改善患者的肝脏质地，促进肝细胞修复。

什么是抗病毒治疗路线图？有何临床意义？

慢性乙型肝炎治疗的"路线图"概念由 Keeffe 教授在2007年 AASLD 年会上提出，其核心内容是根据24周时 HBV DNA 水平来预测远期疗效和调整治疗方案。具体是指在开始治疗后第12周应对患者的病毒学应答进行初次评估，如 HBV DNA 下降 <1lg，则定义为原发治疗失败，对那些可能并非由依从性导致的原发治疗失败患者，应改变治疗方案。第24周是另一个非常重要的时间点，根据此时的应答情况，可将患者分为完全病毒学应答、部分病毒学应答或不充分的病毒学应答。

完全病毒学应答即 HBV DNA<300 cps/ml（标准 PCR 检测方法的检测下限）。对产生完全应答的患者，应在医生的指导下继续服用同一种药物治疗，随访间隔可延长至6个月。部分病毒学应答即第24周时 HBV DNA 水平 ≥300 且 <10^4 cps/ml，此时应该考虑再加用1种无交叉耐药的药物或每3个月随访1次，服药时间持续到48周。如果48周时仍是部分应答或转为不充分应答，除非 HBV DNA 水平稳定下降或几乎检测不到，否则应更换治疗方案。如果48周时变成完全应答，则继续按原方案治疗。不充分的病毒学应答即第24周时 HBV DNA 水平 ≥10^4 cps/ml。应答不充分的患者应改用一种作用更强的药物或再加用另一种无交叉耐药的药物，如拉米夫定加阿德福韦酯。一旦换药，应每3个月复查1次。治疗48周以上应根据检测结果确定复查间隔时间，如果 HBV DNA 降到 PCR 检测不到水平，则可将复查间隔时间从3个月延至6个月，但伴有重大疾病的患者，无论病毒学应答情况如

何，都应每隔3个月复查1次。在临床实践中应用"路线图"可有效加强对慢性乙型肝炎治疗的管理，并提高治疗效果和减少耐药，能有效改善慢性乙型肝炎患者的生存质量。需要说明的是，路线图适合广泛应用核苷（酸）类治疗的乙型肝炎患者，但由于国内检测技术的限制和慢性乙型肝炎患者的个体差异，在临床上还需要根据疗程的具体情况，选择对患者最合适的治疗方案，以达到预期目标。

使用抗病毒药物后如何进行随访和检测？

患者在治疗前通过检查生化学指标包括ALT、AST、胆红素、白蛋白及肾功能等；血常规、甲状腺功能、血糖及尿常规。病毒学标志包括HBsAg、HBeAg、抗-HBe和HBV DNA的基线状态或水平。对于中年以上患者，应做心电图检查并测量血压。排除自身免疫性疾病。尿人绒毛膜促性腺激素（HCG）检测以排除妊娠。如果有条件的情况下，治疗前后最好行肝组织学检查。通过以上检测以及病史、病情、家族史等情况制定治疗方案。如果使用干扰素治疗，开始治疗后的第1个月，应每1~2周检查1次血常规，以后每月检查1次，直至治疗结束；生化学指标，包括ALT、AST等，治疗开始后每月1次，连续3次，以后随病情改善可每3个月1次。病毒学标志在治疗开始后每3个月检测1次HBsAg、HBeAg、抗-HBe和HBV DNA。其他检查：每3个月检测1次甲状腺功能、血糖和尿常规等指标。如治疗前就已存在甲状腺功能异常，最好先用药物治疗甲状腺功能异常，然后再开始干扰素治疗，同时应每月检查甲状腺功能。治疗前已患糖尿病者，也应先用药物控制糖尿病，然后再开始干扰素治疗。同时应定期评估患者精神状态，尤其是对出现明显抑郁和有自杀倾向的患者，应立即停药并密切监护。使用核苷类似物的患者治疗过程中也应对相关指标定期监测和随访，以评价疗效和提高依从性，如生化学指标治疗开始后每2周1次，连续3次，以后随病情改善可每3个月1次。病毒学标志治疗开始后每3个月检测1次HBsAg、HBeAg、抗-HBe和HBV DNA。另外，根据病情需要，检测血常规、血清磷酸肌酸激酶和肌酐等指标。定期随访可及时监控患者对抗病毒治疗的应答情况，了解是否出现病毒变异和耐药，是否发生相关不良反应，在

ALT攀升甚至出现黄疸时是否需要停药等；便于医师根据患者的临床表现、肝功能状态和病毒水平的变化等对治疗方案做出必要的调整，最大限度地避免抗病毒治疗的盲目性。运用核苷类似物抗病毒治疗是一个长期的，需要科学对待的过程，患者应当密切配合医师做好临床随访，长治以求久安。

什么是核苷（酸）类似物？

1978年，美国科学家发现一种核苷类药物——阿糖腺苷，发现其具有抑制乙型肝炎病毒复制的作用。之后，多种核苷类似药物，如拉米夫定等陆续被发现，均具有抗乙型肝炎病毒的作用。核苷类似药物在人体内，通过磷酸化，成为三磷酸核苷类似物后，可以抑制病毒的DNA多聚酶和反转录酶的活性；并与核苷竞争性掺入病毒的DNA链，终止DNA链的延长和合成，使病毒的复制受到抑制而发挥抗病毒作用。目前我国批准上市用于治疗慢性乙型肝炎的核苷（酸）类似物主要有：拉米夫定、阿德福韦、恩替卡韦、替比夫定、富马酸替诺福韦酯、富马酸丙酚替诺福韦片。其中，恩替卡韦、富马酸替诺福韦酯（TDF）、富马酸丙酚替诺福韦酯（TAF）属于强效低耐药的药物临床治疗首选。此外，替比夫定（Telbivudine）可改善eGFR，但总体耐药率仍偏高。替比夫定在阻断母婴传播中具有良好的效果和安全性。

国内上市的核苷（酸）类似物有哪些？

目前国内已批准用于抗HBV治疗的核苷类似物包括拉米夫定（LAM）和恩替卡韦（ETV），以及核苷酸类似物阿德福韦酯（ADV）和替比夫定（LDT）。

（1）拉米夫定：是最早用于抗乙型肝炎病毒的核苷（酸）类药物，1999年在中国上市，是目前为止累计病例最多的口服抗乙型肝炎病毒药物。拉米夫定起效快，抑制病毒作用强，价格相对便宜，但病毒变异率和停药后反弹率高。1年血清HBV DNA转阴率为46%~70%，肝功能ALT复常率为41%~75%，e抗原血清转换率为16%~21%。耐药发生率：1年20%，5年70%。

（2）阿德福韦酯：2005年阿德福韦酯在中国上市，其最主要的特点是病毒变异率低，与拉米夫定没有交叉耐药，比较适用于拉米夫定变异或有YMDD变异的患者。但是阿德福韦酯抗病毒能力较弱，起效较慢，个别患者长期使用会产生肾脏的不良反应。用药1年血清HBV DNA转阴率为21%~51%，肝功能ALT复常率为48%~72%，e抗原血清转换率约12%。耐药情况：1年0%，3年5.9%，5年11%。18岁以下患者禁用，用药1年以上要定期检查肾功能。

（3）恩替卡韦：2005年12月恩替卡韦在中国上市，恩替卡韦起效快，抑制病毒作用强，病毒变异率也低，但对拉米夫定耐药的患者出现病毒变异的机会增大。适用于病毒滴度较高、重症，急需快速抑制病毒以缓解病情的患者，治疗效果已得到广大医生的认可。用药1年血清HBV DNA转阴率为70%~80%，肝功能ALT复常率为60%~78%，e抗原血清转换率约18%。耐药情况：初始核苷（酸）类药物的患者2年0.4%，3年1.1%，5年1.2%，但对拉米夫定耐药的患者1年6%，2年14%，3年32%。16岁以下患者禁用，另外，进食会降低恩替卡韦血药浓度的峰值，特别是高脂餐可使C_{max}下降51%，因此恩替卡韦应空腹服用（餐前或餐后至少2小时）。

（4）替比夫定：2007年4月在中国上市，是目前兼具有强效、快速抑制病毒和高e抗原血清转换率双重优势的抗乙型肝炎病毒药物。同时，替比夫定还具有良好的安全性，是美国FDA批准的妊娠B级的药物，其他核苷类（酸）类药物为C类。其抗病毒速度与恩替卡韦相当，唯一的不足就是耐药率高于恩替卡韦和阿德福韦酯。用药1年：血清HBV DNA转阴率为60%~88%，肝功能ALT复常率为72%~74%，e抗原血清转换率约32%。耐药情况：HBeAg阳性患者治疗1年5%，2年21%，HBeAg阴性患者2年为8.6%。16岁以下患者禁用。服药期间最好定期复查血清肌酸激酶。

（5）富马酸替诺福韦酯（TDF） 2014年6月在中国上市，具有强效抑制病毒的作用。应用TDF治疗CHB患者的多中心临床研究结果显示，TDF可强效抑制乙型肝炎病毒复制，耐药发生率低。采用TDF治疗8年的研究数据显示，共有41例次病毒学突破，其中29例次（70%）的原因是患者依从性问题，59%发生病毒学突破的患者继续TDF治疗仍然获得病毒学应答，进一步核酸序列测定未发现TDF相关耐药情况。TDF长期治疗显著改善肝脏组织学，降低肝细胞癌发生率。

（6）富马酸丙酚替诺福韦酯（TAF）：2019年1月宣布在中国上市，属于强效低耐药药物。在全球Ⅲ期临床试验中，581例HBeAg阳性CHB患者（不包括失代偿期肝硬化）接受TAF治疗48周，64%的患者HBV DNA<29IU/ml，ALT复常率为72%；10%发生HBeAg血清学转换，HBsAg消失率为1%；继续治疗至96周，73%的患者HBV DNA<29IU/ml，ALT复常率为75%；HBeAg血清学转换率增至18%，HBsAg消失率为1%。285例HBeAg阴性CHB患者（不包括失代偿期肝硬化）接受TAF治疗48周，94%的患者HBV DNA<29IU/ml，ALT复常率为83%，HBsAg血清消失率为0；继续治疗至96周，90%患者HBV DNA<29IU/ml，ALT复常率为81%，HBsAg血清消失率<1%。96周治疗期间，头痛（12%）、恶心（6%）和疲劳（6%）是最常见的不良事件。TAF治疗96周后髋关节、腰椎的骨密度下降值（–0.33%、–0.75%）低于TDF（–2.51%、–2.57%），两者间差异有统计学意义（P<0.001）；TAF治疗后估算的肾小球过滤（Estimated glomerular filtration rate，eGFR）下降的中位值也低于TDF（–1.2mg/dL比–4.8mg/dL，P<0.001）。

什么是干扰素？

干扰素是一种多功能糖蛋白，具有广谱抗病毒、抑制肿瘤细胞增殖以及调节免疫功能等作用。干扰素与细胞表面受体结合，诱导细胞产生多种抗病毒蛋白，抑制病毒在细胞内增殖。同时，它还可以激活自然杀伤细胞和抗原特异性T细胞，诱导及加强细胞表面主要组织相容性复合物（MHC）抗原的表达，促进宿主免疫应答，抑制或清除细胞内病毒。干扰素具有种属特异性，根据诱生物质和细胞种类，目前已知可产生三类抗原性不同的天然干扰素，α、β和γ干扰素。由于干扰素氨基酸序列组成的差异，还可分为不同亚型。目前用于病毒性肝炎抗病毒治疗的干扰素主要为普通干扰素IFN-α1型和IFN-α2型，进口的干扰素（IFN-α2b）、罗扰素（IFN-α2a）、惠福仁（类淋巴母细胞干扰素）及组合干扰素等。各种亚型的干扰素-α（含α1或α2或α2a或α2b）疗效近似；干扰素-β（IFN-β）也有相似效果，复合干扰素及聚乙二醇（PEG）化干扰素α（PEG-INF-α）。

从干扰素的来源上来看，α2b和α1b是从正常人白细胞中诱生的，α2a是从骨髓瘤细胞中诱生的。白细胞是人体的正常细胞，而骨髓瘤细胞不是人体的正常细胞。

如何应用干扰素及核苷（酸）类似物？

根据2019年中华医学会肝病学分会、感染病学分会发布的《慢性乙型肝炎防治指南》的治疗方案，抗病毒治疗的具体方法如下。

（1）Peg-IFN-α初始单药治疗

①HBeAg阳性CHB患者采用Peg-IFN-α抗病治疗：治疗24周时，若HBV DNA下降<2lgIU/mL且HBsAg定量>20000IU/ml，建议停用Peg-IFN-α治疗，改为NAs治疗（A1）。有效者治疗疗程为48周，可以根据病情需要延长疗程，但不宜超96周。②HBeAg阴性CHB患者采用Peg-IFN-α抗病毒治疗。治疗12周时，若HBV DNA下降<2 lg IU/ml，或HBsAg定量下降<1 lg IU/ml，建议停用Peg-IFN-α治疗，改为NAs治疗（B1）。有效者治疗疗程为48周，可以根据病情需要延长疗程，但不宜超过96周。③对于代偿期乙型肝炎肝硬化患者，推荐采用恩替卡韦、TDF或TAF进行长期抗病毒治疗，或采用Peg-IFN-α治疗，但需密切监测相关不良反应。④对于失代偿期乙型肝炎硬化患者，禁用Peg-IFN-α治疗，推荐采用恩善卡韦或TDF长期治疗，若必要可以应用TAF治疗。

（2）Peg-IFN-α与NAs联合治疗：对NAs经治CHB患者中符合条件的优势人群联合Peg-IFN-α可使部分患者获得临床治愈。治疗前HBsAg低水平（<1500IU/ml）及治疗中HBsAg快速下降（12周或24周时HBsAg<200IU/ml或下降>1 lgIU/ml）的患者，联合治疗后HBsAg阴转的发生率较高。但联合治疗的基线条件、最佳疗程和持久应答率等，尚有待进一步研究。

干扰素治疗的适应证是什么？

应用干扰素的主要适应证是：丙氨酸氨基转移酶（ALT）升高且>2倍正常值上限（ULN），乙型肝炎e抗原（HBeAg）阳性，HBV DNA阳性但小

于 2×10^8 cps/ml。对 HBeAg 阴性但 HBV DNA>10^4、ALT>2 ULN 的慢性乙型肝炎也可使用，代偿性肝硬化可谨慎使用。尤其对于女性患者、病程短、非母婴传播、肝脏纤维化程度轻、对治疗的依从性好、无 HDV 或 HIV 合并感染者疗效更佳。另外，由于干扰素疗程比较短，相对比较固定，不会发生耐药和病毒变异，对于有结婚怀孕要求的患者，可以考虑使用。Feg-IFN-α 治疗 12 周时的 HBV DNA 水平、HBsAg 定量及其动态变化，可用于预测其治疗疗效。

干扰素治疗的禁忌证是什么？

干扰素治疗的绝对禁忌证包括：妊娠或短期内有妊娠计划、精神病史（具有精神分裂症或严重抑郁症）、未能控制的癫痫、失代偿期肝硬化、未控制的自身免疫病、严重感染、视网膜疾病、心力衰竭、慢性阻塞性肺病等基础疾病。干扰素治疗的相对禁忌证包括：甲状腺疾病、既往抑郁症史、未控制的糖尿病、高血压、心脏病。

干扰素有什么不良反应？如何处理？

干扰素的不良反应主要包括如下。

（1）流感样证候群：表现为发热、寒战、头痛、肌肉酸痛和乏力等，可在睡前注射 IFN-α，或在注射干扰素同时服用解热镇痛药，以减轻流感样症状。随疗程进展，此类症状可逐渐减轻或消失。

（2）一过性骨髓抑制：主要表现为外周血白细胞（中性粒细胞）和血小板减少。如中性粒细胞绝对计数 ≤ 1.0×10^9/L，血小板 <50×10^9/L，应降低 IFN-α 剂量；1~2 周后复查，如恢复，则逐渐增加至原量。如中性粒细胞绝对计数 ≤ 0.75×10^9/L，血小板 <30×10^9/L，则应停药。对中性粒细胞明显降低者，可试用粒细胞集落刺激因子（G-CSF）或粒细胞巨噬细胞集落刺激因子（GM-CSF）治疗。

（3）精神异常：可表现为抑郁、妄想症、重度焦虑等精神病症状。因此，使用干扰素前应评估患者的精神状况，治疗过程中也应密切观察。抗抑郁药可缓解此类不良反应，但对症状严重者，应及时停用 IFN-α。

（4）干扰素可诱导产生自身抗体和自身免疫性疾病：包括抗甲状腺抗体、抗核抗体和抗胰岛素抗体。多数情况下无明显临床表现，部分患者可出现甲状腺疾病（甲状腺功能减退或亢进）、糖尿病、血小板减少、银屑病、白斑、类风湿性关节炎和系统性红斑狼疮样综合征等，严重者应停药。

（5）其他：少见的不良反应包括肾脏损害（间质性肾炎、肾病综合征和急性肾衰竭等）、心血管并发症（心律失常、缺血性心脏病和心肌病等）、视网膜病变、听力下降和间质性肺炎等，发生上述反应时，应停止干扰素治疗。

早期不良反应用药1周内几乎所有患者都会出现流感样表现，如发热、畏寒、身痛、头痛、出汗、恶心、呕吐等。症状较轻时可不予治疗，只需适当多喝些开水、卧床休息，10日左右症状便可消失。症状重者则须服用些解热镇痛药，如阿司匹林、吲哚美辛等。

中期不良反应用药1个月后有的患者会出现消化道症状、皮肤"过敏样"症状或精神症状，如食欲不振、嗳气、恶心、呕吐；注意力不集中、眩晕、判断力障碍、嗜睡或失眠，甚至产生悲观厌世等精神症状。如果患者原有抑郁、狂躁病史，则可能会使原发病加重或复发。一般消化道反应较轻者，经2~4周可自行缓解，重者则宜服用促消化药。皮肤过敏反应一般1周左右可自行消退，不需特殊处理，但应注意避免刺激皮肤。失眠较重者可服用弱镇静剂，精神症状较重时则应立即减药，或停用干扰素。

部分患者在用药2个月后可出现脱发，大剂量用药时可提前发生，小剂量时可于3个月后发生，女性较男性更明显。此外还可导致一过性蛋白尿及白细胞和血小板数量下降等骨髓抑制现象，个别患者原有的糖尿病、心脏病可能加重。

虽然干扰素的不良反应在停药后可以逆转，不良反应的轻重每个人并不一样，也不一定都会发生，但作为开方用药的医生，在使用干扰素前一定要给患者讲明利弊，定期随访并及时给予必要处理。

临床常用的干扰素有哪几类？临床疗效如何？

干扰素（IFN）为目前抗肝炎病毒的有效药物，根据其来源不同分为人白细胞干扰素（IFN-α），人纤维母细胞干扰素（IFN-β）、人类淋巴细胞干扰素（IFN-γ）3种。IFN-α和IFN-β为Ⅰ型IFN，IFN-γ为Ⅱ型IFN。根据制备方法的不同分为天然干扰素（IFN-α-n1）和基因工程重组干扰素（Intron A等），后者产量大、纯度高、不良反应小，可满足临床应用的需要。IFN-α抗病毒作用最强，其可分为多种亚型：α-1a、α-2a（如万复洛、罗扰素、因特芬、福康泰、迪恩安、贝尔芬）；α-1b［如赛诺金（Sinogen）、运德素、干扰灵、上生干扰灵］；α-2b［如凯因益生、安福隆（Anferon）、干扰能（Intron A）］、利芬能（Inrec）］；IFN-α-n1（惠福仁、Welferon）。IFN-β主要作用为抗肿瘤增殖，对病毒感染亦有效（如远策素、甘乐能）；IFN-γ（如丽珠因得福、安达芬、伽玛）具有抑制病毒复制、抑制细胞分裂及免疫调节作用。组合干扰素（consensus interferon，CIFN）对Ⅰ型干扰素受体亲和力增强，较IFN-α有更强的激活NK细胞、抗病毒和抗增殖活性作用，如干复津（infergen）；聚乙烯乙二醇偶合干扰素（polyethylene glycol-interferon，PEG-IFN）为长效IFN，如派罗欣、佩乐能，每周给药1次，疗效及耐受性提高，对IFN-α治疗无应答或复发患者可考虑改用长效干扰素治疗。

干扰素的用法：①普通IFN-α 5 MU（可根据患者的耐受情况适当调整剂量），每周3次或隔日1次，皮下或肌肉内注射，一般疗程为6个月。如有应答，为提高疗效亦可延长疗程至1年或更长。应注意剂量及疗程的个体化。如治疗6个月无应答者，可改用其他抗病毒药物。②Peg-IFN-α-2a 180μg，每周1次，皮下注射，疗程1年，剂量应根据患者耐受性等因素决定。

注射干扰素要注意什么？

应用干扰素可使乙型肝炎病情得到控制。但是干扰素也有较多的不良反应，在应用干扰素治疗病毒性肝炎时注意如下情况。首先，适合使用干扰素治疗有一定的指征，如HBV复制、HBeAg阳性及HBV DNA阳性，并且血清ALT异常，肝组织炎症分级≥G_2级。其次，干扰素治疗慢性乙型肝炎的剂量，国内外有所不同，疗程也要根据治疗效果决定。对于干扰素使用后出现的不良反应，要密切观察。至于应用干扰素期间出现肾脏损害（间质性肾炎、肾病综合征和急性肾衰竭等）、心血管并发症（心律失常、缺血性心脏病和心肌病等）、视网膜病变、听力下降和间质性肺炎等，应停止干扰素治疗。使用干扰素治疗有一些禁忌证。对于育龄女性患者，推荐未妊娠者可接受干扰素治疗，并且在治疗期间不宜妊娠。另外有精神病史如严重抑郁症、未能控制的癫痫、未戒断的酗酒及吸毒者、未经控制的自身免疫性疾病、失代偿期肝硬化、有症状的心脏病患者均忌用干扰素；有代谢性疾病如甲状腺疾病、未控制的糖尿病、未控制的高血压患者相对禁忌使用干扰素。

e抗原的血清转换的临床意义是什么？

HBeAg血清学转换（seroconversion）是指原为HBeAg阳性患者，血清HBeAg消失，并产生抗-HBe，伴有血清HBV DNA降至检测下限。其中抗-HBe是乙型肝炎病毒e抗原刺激人体免疫系统后所产生的抗体，多在标志着乙型肝炎病毒复制的HBeAg消失后才出现的，抗-HBe阳性，说明大多数乙型肝炎病毒的复制趋于停止（无或有很低传染性），随之病情也会由活动变为静止。但是，抗-HBe和抗-HBs不同，抗-HBe不是保护性抗体，它的阳性虽说明病毒趋于静止，但不是病毒彻底从体内消失，还要结合HBV DNA来分析。如抗-HBe阳性，而HBV DNA阴性，则表示病毒处于稳定的非复制状态。使用抗病毒药物治疗的患者，如出现HBeAg血清学转换可以考虑择时停用抗病毒药，但必须定期复查肝功能和乙型肝炎"两对半"、HBV DNA。

核苷（酸）类似物什么时候可以考虑停药？

核苷酸类似物要不要终身服用，何时停止使用核苷（酸）类似物药物，迄今还没有绝对的结论，原则上应根据《指南》的规定，参照患者病情和治疗药物后反应的情况而定，但是必须由医师决定，患者不能任意停药。

什么是乙型肝炎病毒变异？

世界上的所有生物都会发生变异。例如，流感病毒，每年都在发生变异，因此每年都要制造出新的疫苗进行预防接种。细菌也会发生变异，使用青霉素治疗一段时间，细菌就对青霉素产生耐药，这就是细菌发生了变异的结果。乙型肝炎病毒也是这样，长时间使用一种抗病毒药物，病毒就会发生变异，使其对这种抗病毒药物发生了耐药。导致乙型肝炎病毒变异的原因如下。

（1）自身因素：乙型肝炎病毒基因组在复制过程中，由于缺乏校正功能，每 10^6 个碱基就可能发生一次错误，因此乙型肝炎病毒基因组本身在复制过程中具有很高的碱基错配率。

（2）免疫压力：人体具有抵抗细菌、病毒等多种病原体的能力，病毒必须寄生于细胞内才能复制，但时刻遭受人体免疫压力的影响，为了生存就要通过变异来保护自己。

（3）药物选择压力：类似于免疫压力，包括使用干扰素或者核苷类似物引起的病毒变异。

乙型肝炎病毒变异一般包括3种，分别是乙型肝炎病毒表面抗原变异、e抗原变异、乙型肝炎病毒DNA聚合酶变异。其中，e抗原变异在慢性乙型肝炎患者中比例比较高。其主要表现为化验检查e抗原向e抗体转变，"大三阳"变为"小三阳"，看上去是e抗原转阴，但乙型肝炎病毒DNA滴度很高，氨基转移酶不正常，这是病毒逃避免疫系统监视所发生的变异，其结果使病毒在体内增殖复制失去免疫控制，成为造成慢性化和严重后果的主要原因。

当出现耐药时，什么时候换用或加用药物最合适？

一般来说服用核苷类似物的患者在临床随访期间，如果在取得病毒学应答后HBV DNA又较前升高了1log10 cps/ml，或者是出现病毒学反弹，即HBV DNA升高至 10^5 cps/ml或恢复到治疗前水平，就应该立即进行乙型肝炎病毒变异的检测，如果确认病毒变异的位点，根据变异结果选择加用无交叉耐药位点的药物，拉米夫定、替比夫定、恩替卡韦耐药后可以加用阿德福韦酯，反之，阿德福韦酯耐药可以加用或拉米夫定，或替比夫定，或恩替卡韦。值得一提的是患者在服药过程中必须按时随访，一旦发现HBV DNA反弹，一经耐药检测确认，应及时加药，而不应等到出现了生化学突破——ALT出现异常才进行加药，以避免不必要的肝功能损害。从大量的循证依据看换用没用共同耐药位点的药物不可取。另外，还需要注意的是，由于HBV DNA检测方法不同，结果会存在一定的差异，必须进行比对确认，也必须通过耐药检测后确定治疗方案。

服用拉米夫定过程中应该注意什么事项？

患者在服用拉米夫定过程中需要注意的问题有如下几点。

（1）患者不可以自行停药。按照APASL2008年《慢性乙型肝炎管理指南》，达到下述要求的患者才可以考虑停药：HBeAg阳性患者出现HBeAg血清转换，分别检测HBV DNA 2次均为阴性，每次至少间隔6个月；HBeAg阴性患者检测3次且每次至少间隔6个月HBV DNA为阴性。

（2）拉米夫定的耐药发生率高，目前建议即使病毒控制得很好也应调整治疗方案，可换用低耐药药物治疗。

（3）最新证据表示拉米夫定属于B类证据药物，因此治疗过程途中怀孕的妇女可以继续服用拉米夫定。

（4）拉米夫定在母乳中的浓度与血浆中相似，因此服药的孕妇不能哺乳婴儿。

服用拉米夫定后病毒产生变异怎么办？

服用拉米夫定的患者产生病毒变异后（M204V/I或M204V/I+L180M位点），加用阿德福韦酯，每日1粒（10mg），即核苷类似物的联合治疗。目前建议换用低耐药且副作用较小的富马酸替诺福韦酯或丙酚替诺福韦。

使用抗病毒药物的患者中间出现了病情反复一定是病毒变异吗？

抗病毒药物治疗的患者中间出现了病情反复不一定是病毒变异，但出现后应尽早进行病毒变异检测，在排除是由于病毒变异引起耐药的因素，要考虑到如下情况。

（1）合并其他肝炎，如非乙型肝炎、药物性肝炎及脂肪性肝炎，除HBV外病毒性肝炎还可由甲肝病毒（HAV）、丙肝病毒（HCV）、丁肝病毒（HDV）、戊肝病毒（HEV）及少见的柯萨奇病毒（COX）、EB病毒（EB）、庚肝病毒（HGV）、TTV病毒等导致，因此需要相应的病原学检查来确诊。

（2）药物导致的损害，如对乙酰氨基酚、经肝脏代谢的抗生素（如红霉素类、磺胺类以及两性霉素B等）以及免疫抑制剂（MTX、CTX）等均可导致肝功能异常，因此注意排除近期是否使用过此类特殊的药物。

（3）由于生活水平的提高，脂肪肝的发病率明显升高，故还须通过肝脏影像学检查（B超或CT）排除脂肪性肝炎的可能性。

（4）服药的依从性差：患者不规范服药，如每天不在同一时间段服用药物、恩替卡韦未于饭前或饭后2小时空腹服用等原因，均会导致药物疗效不佳而使病情反复。其他原因如过度劳累和饮酒等。由于酒精会影响核苷类似物的生物利用度，从而影响疗效，造成病情反复。

服用抗病毒药物若发生耐药，会对患者产生危害吗？

服用抗病毒药物若发生耐药，在直接对患者产生危害的同时还会带来公共卫生问题。耐药病毒株的出现使后续治疗的药物疗效降低，将直接抵消患者之前获得的临床益处，出现病毒反弹、血清氨基转移酶升高、HBeAg血清转换率下降等，同时肝脏病理损害也随之加重，而肝硬化患者若发生耐药将会出现病情恶化，肝功能急剧恶化出现失代偿甚至死亡，对于肝移植术后患者则导致肝炎复发率增高，临床处理更加困难。服用抗病毒药物若发生耐药，除了以上问题以外，还存在公共卫生问题方面，耐药发生以后直接造成耐药病毒株的传播，新感染者感染了耐药的病毒株，使治疗变得更为困难，同时增加了耐药管理的难度。

哪些方法能避免耐药发生？

最重要的是选用强效抑制HBV DNA和具有高基因屏障的药物（如恩替卡韦、替诺福韦）。避免耐药发生的方法如下。

（1）避免不必要的用药，非活动性HBsAg携带者、慢性HBV携带者等不符合抗病毒指征的患者均不需要进行抗病毒治疗。

（2）选择药物治疗时，应根据患者的个体情况用药，初治患者尽量选择相对耐药率低、抗病毒作用强的药物。

（3）避免不必要的药物序贯和交替使用，这样会增加病毒耐药的发生率。

（4）加强医生对患者的宣教，提高患者的依从性，尽量避免药物漏用，并且注意每天在固定时间服用药物，掌握合理的服药方法，特别是恩替卡韦必须保持服药前后2个小时空腹，并在服用药物期间不能喝酒，因为喝酒会影响药物的药代动力学，而降低药物的疗效。

核苷类药物中B类药物指的是什么？

按照美国FDA药物妊娠分级由高到低分为A、B、C、D和X 5级。B类药物是指妊娠分级为B级的一类药物。目前国内上市的4种核苷酸类似物中阿德福韦酯、恩替卡韦均属于妊娠C级，即动物研究显示对胎仔有危害，而拉米夫定、替诺福韦和替比夫定属于B级，即动物研究未发现对胎仔有危害。但它们在体内均可通过胎盘，并可通过哺乳动物的乳汁分泌，所以即使服用B类核苷酸类似物也应避免哺乳。

小儿肝炎患者可以进行抗病毒治疗吗？

对于进展期肝病或肝硬化患儿，应及时进行抗病毒治疗，但需考虑长期治疗的安全性及耐药性问题。1岁及以上患儿可考虑普通干扰素治疗，2岁及以上肝炎患儿可选用ETV或TDF治疗，5岁及以上患儿可选用Peg-IFN-α-2a，12岁及以上患儿可选用TAF治疗，并在医生指导下治疗和随访。

孕妇感染乙肝病毒可以进行抗病毒治疗吗？

孕妇感染乙肝病毒也需要进行抗病毒治疗。

①可在妊娠前应用Peg-IFN-α治疗，以期在妊娠前6个月完成治疗。

在治疗期间应采取可靠的避孕措施。若不适合应用Peg-IFN-α或治疗失败，可采用TDF抗病毒治疗。对于妊娠期间首次诊断CHB的患者，其治疗适应证同普通CHB患者，可运用TDF抗病毒治疗。妊娠前或妊娠期间开始服用抗病毒药物的CHB孕产妇，产后应继续抗病毒治疗，并根据病毒学应答情况，决定是继续原治疗方案，还是换用其他NAs或Peg-IFN-α继续治疗。

②抗病毒治疗期间意外妊娠的患者，若正在服用TDF，建议继续妊娠；若正在服用恩替卡韦，可不终止妊娠，建议更换为TDF继续治疗；若正在接受IFN-α治疗，建议向孕妇和家属充分告知风险，由其决定是否继续妊娠，若决定继续妊娠则要换用TDF治疗。血清HBV DNA高水平是母婴传播的高危因素，妊娠中后期如果HBV DNA定量$>2 \times 10^5$ IU/mL，建议在与患者充分沟通，在其知情同意的基础上，于妊娠第24~28周开始抗病毒治疗，应用TDF或替比夫定。

③免疫耐受期口服NAs的孕妇，可于产后即刻或服用1~3个月后停药。停药后患者可能发生肝炎活动，且多发生在24周内，应加强产后监测。如肝生物化学指标正常，则每3个月复查1次至产后6个月，如果乙型肝炎活动期，建议抗病毒治疗。

老年乙型肝炎患者可以进行抗病毒治疗吗？

乙型肝炎的老年患者也需要进行抗病毒治疗，但是由于老年患者肝肾功能减退，抗病毒药物多数经过肝脏代谢、肾脏排泄，所以，治疗前和治疗过程中应定期随访患者的肝肾功能，以便于调整治疗方案。由于拉米夫定主要以药物原型经肾脏排泄，肾脏排泄约占总清除量的70%，仅5%~10%被代谢成反式硫氧化物的衍生物，因此，肝脏损害不影响拉米夫定的药物代谢过程。对于因年龄增大而肾脏排泄功能下降的老年患者，拉米夫定代谢无显著变化，只有在肌酐清除率<30ml/min时，才有影响，不建议使用拉米夫定。对于存在肾脏损伤高危风险的CHB患者，应用任何NAs抗病毒过程中均需监测肾功能变化。已应用ADV或TDF的患者发生肾脏或骨骼疾病或存在高危风险时，建议改用恩替卡韦或TAF。干扰素可在老年患者中应用，但患有禁忌证的除外。对年老体衰耐受不了可能发生的药物

不良反应者应十分谨慎，应在医师严密观察下应用。当使用较大剂量时尤应谨慎，必要时可先用小剂量，逐渐加大剂量可以减少不良反应。

肾功能不全的乙肝患者可以进行抗病毒治疗吗？

慢性肾脏病患者、肾功能不全或接受肾脏替代治疗的患者，推荐恩替卡韦或TAF作为一线抗HBV治疗药物，或可根据患者情况选用替比夫定进行抗病毒治疗，不建议应用ADV或TDF。对于HBsAg阳性的肾移植患者，可选用恩替卡韦或TAF作为预防或治疗药物。由于存在增加排斥反应的风险，肾移植患者应避免使用IFN-α或Peg-IFN-α治疗。HBV相关肾小球肾炎可应用NAs抗病毒治疗，推荐使用恩替卡韦或TAF。已应用ADV或TDF抗病毒治疗的患者，当发生肾脏或骨骼疾病或存在其他高危风险时，建议改用恩替卡韦或TAF。以上情况均需定期监测血清肌酐、血磷水平。

"小三阳"需要进行治疗吗？

乙型肝炎"小三阳"是指在乙型肝炎的"两对半"检查的五项指标中，表面抗原（HBsAg）检测阳性，e抗原（HBeAg）阴性的患者。"小三阳"通常是由"大三阳"转变而来，可以是病情康复的表现，这时往往HBV DNA阴性，肝功能正常；但如果是"小三阳"，HBV DNA阳性患者，就是病毒发生前C区等部位变异导致，C区核苷酸变异，不能表达HBeAg导致。这部分患者可以是慢性HBV病毒携带者，即肝功能持续稳定者，这类人群不需要治疗，定期复查肝功能即可。一旦肝功能出现异常成为慢性乙型肝炎患者的，必须参照《乙型肝炎防治指南》接受治疗。临床需依据血清HBV DNA、ALT水平和肝脏疾病严重程度，同时需结合年龄、家族史和伴随疾病等因素，综合评估患者疾病进展风险，决定是否需要启动抗病毒治疗。

乙型肝炎携带者需要治疗吗？如何进行处理？

乙型肝炎携带者要分清楚是慢性乙型肝炎病毒携带者还是非活动性表

面抗原携带者。非活动性表面抗原携带者，即HBsAg是阳性，DNA是阴性的，e抗原也是阴性的。慢性HBV携带者指HBsAg和HBV DNA都是阳性，但肝功能是持续正常的。当然单纯用生化指标来诊断携带者还不完全客观，因为最新相关研究表明，有部分HBV DNA阳性患者肝功能持续正常，但肝脏在潜移默化中受损伤，甚至不定期检查，发现时已经肝硬化了，错过了最好的治疗时机。最客观的当属病理诊断了，因此应考虑以病理诊断为依据。一旦病变活动应由专科医生根据病情科学合理用药。另外，乙型肝炎携带者应对所患疾病有正确的认识，保持平静的心态，培养良好的生活习惯及健康的生活方式，还有一点相当重要的是乙型肝炎携带者一定要定期检查，建立健康档案，以防疏忽病情进展。

目前，对无症状HBsAg携带者的医学处理原则主要有三条。

（1）保护肝脏：绝对戒酒，避免过劳，保持心情舒畅，合理营养。

（2）家庭个人卫生处理：家庭其他成员可注射乙型肝炎疫苗预防感染。无症状HBsAg携带者的生活用具、衣物等可用0.2%的84消毒液浸洗20分钟，餐具亦可采用蒸煮30分钟的办法消毒或分离使用。

（3）定期复查乙型肝炎病毒标志物及肝功能，必要时可服用抗坏血酸、肌苷片以增强机体抵抗力，忌盲目用药。

当然这部分患者有临床症状者还可以选择服用中药提高生存质量，虽然中药抗病毒治疗不是其优势所在，但通过服用中药，这部分患者中的20%左右可因为服用中药免疫功能得到提高而达到清除病毒的目的，但中药必须找专业医生辨证，擅自乱用中药是不可取。

乙型肝炎患者为什么需要使用免疫调节药物？

首先，乙型肝炎病毒（HBV）是嗜肝的非细胞毒性DNA病毒，无细胞毒效应，其导致肝损害的机制是免疫介导，在清除病毒感染肝细胞的同时导致局部炎症反应，损伤肝细胞。感染HBV引起肝细胞损害的机制与机体的细胞免疫功能密切相关，慢性肝炎中70%以上患者细胞免疫功能低于正常。其次，从病毒学特点上，HBV感染持续存在的基础是其复制的模板cccDNA。无论是干扰素还是核苷类似物，对肝细胞内的cccDNA都没有直接作用，

cccDNA的消失主要靠机体病毒特异性T淋巴细胞清除病毒感染的肝细胞，以及长期病毒复制抑制所导致的cccDNA库的耗竭，或非细胞溶解效应，即细胞因子如 γ-干扰素等的作用。因此，慢性乙型肝炎的治疗是一个长期过程，抗病毒治疗联合增强或恢复体内特异性免疫是长期控制HBV感染的基本策略。然而，由于迄今尚无慢性乙型肝炎特异性的免疫指标，而且慢性乙型肝炎患者的免疫功能在不同的特定情况下具有不同的变化，其机制还未完全明确，因此单纯的免疫调节药物对慢性乙型肝炎的疗效尚难下结论。

什么时候使用免疫调节药物最合适？

在如下情况出现时，我们通常可考虑使用免疫调节药物。①抗病毒治疗过程中，检测患者T细胞免疫功能（CD_3^+、CD_4^+、CD_8^+）明显降低，可考虑加用调节免疫的药物协同抗病毒治疗，能提高患者的疗效，增加血清转换率。②对有抗病毒适应证，但不能耐受或不愿接受干扰素和核苷（酸）类似物治疗的患者，可采用免疫调节药物（胸腺肽）治疗乙型肝炎，其不良反应少，使用安全。③治疗乙型肝炎疫苗能通过刺激CD_4^+T细胞和细胞毒性T细胞，打破患者的免疫耐受，提高机体的特异性免疫反应，从而抑制病毒复制，是今后用于免疫耐受期患者的理想药物。

什么是胸腺肽？

胸腺肽（又名胸腺素）是胸腺组织分泌的具有生理活性的一组多肽。其生理功能为持续诱导T细胞分化、发育的各个阶段；维持机体免疫平衡状态，增强T细胞对抗原的反应；提高机体抵抗疾病的能力。胸腺中包含多种激素，归属于 α、β、γ 三类，共同诱导T细胞的成熟分化。胸腺肽在我国临床应用已20余年，过去因各种制剂制备方法和质量控制不统一，临床观察不规范，疗效难以肯定。胸腺肽主要活性成分是由28个氨基酸组成的胸腺肽 α_1（$T\alpha_1$），现已有化学合成的商品。胸腺肽适用于胸腺发育不全综合征、运动失调性毛细血管扩张症、慢性皮肤黏膜真菌病等免疫缺陷病。对胸腺发育不全症患儿可长期应用作为替代性治疗。用于肿瘤患者，可见大部分患者T细胞数增多，也见有临床症状改善。对全身性红斑狼疮、类风湿性关节炎等自身免疫性疾病有一定疗效。国内猪胸腺素试用于治疗复发性口疮、麻风、重症感染、慢性肾炎等伴有细胞免疫功能低下的患者时，临床发现其治疗麻风和重症感染的效果最为满意，对病毒性肝炎、恶性肿瘤、某些眼病也有一定疗效。

常用的胸腺肽有哪几类？使用多久合适？

常用的胸腺肽有三种。

（1）一般胸腺肽：由健康小牛等动物的胸腺组织提取物，由于不同厂家不同的生产工艺，制剂有效成分往往难以量化，制剂标准以总含氮量来标示。临床运用得主要剂型有：冻干粉针剂、肠溶片、肠溶胶囊和胸腺肽氯化钠注射液几种。临床一般用于胸腺发育不良患者的替代治疗。

（2）胸腺五肽：胸腺五肽（TP-5）主要成分是精氨酸、赖氨酸、天门冬氨酸、缬氨酸、酪氨酸等五种氨基酸，是胸腺生成素 II 的活性中心，有着与胸腺生成素 II 相同的全部生理功能，所以就把这个五肽片段称为胸腺五肽。它的免疫学活性优于胸腺肽，稍弱于胸腺肽 α_1。临床上治疗急慢性肝炎每次1mg，肌注或静脉点滴，每日 1~2 次，3 个月为 1 个疗程。

（3）胸腺肽 α_1：胸腺肽 α_1（$T\alpha_1$）是由胸腺素组分5（TF-5）中分离纯化出的一种小分子生物活性多肽，由 28 种氨基酸排列而成，分子量 3108.37，其含量约占 TF-5 的 0.6%，是胸腺激素中活性最强的单一组分。用于治疗慢性乙型肝炎的推荐量是每针1.6mg，皮下注射，每周 2 次，两剂量相隔3~4 日。治疗应连续 6 个月（52针），期间不得中断。

胸腺肽对治疗乙型肝炎有何作用？

免疫功能低下或免疫调节功能紊乱是乙型肝炎病因之一，提高机体免疫功能，使机体能有效清除 HBV，抑制病毒复制是治疗乙型肝炎的关键。具有免疫增强作用的主要是胸腺肽 α_1。胸腺肽 α_1 是一种细胞免疫增强剂，可以调节机体免疫功能，增强免疫细胞的活性（T 淋巴细胞、NK 细胞），还有直接抗病毒作用，诱导感染病毒的肝细胞产生内源性干扰素，清除被感染的肝细胞内病毒。联合使用可以提高抗病毒治疗的效果。

什么是治疗性乙型肝炎疫苗？

治疗性疫苗是指在已感染病原微生物或已患有某些疾病的机体中，通过诱导特异性的免疫应答，达到治疗或防止疾病恶化的天然、人工合成或用基因重组技术表达的产品或制品。治疗性乙型肝炎疫苗可分如下几类。

（1）蛋白疫苗：其早期多利用HBV的前S_1抗原（$PreS_1$）和S抗原来激活T细胞的应答，后通过增加HBV抗原、非结构蛋白表位、改变疫苗形式或辅以新型佐剂等途径形成新型疫苗，除可迅速诱导细胞免疫功能外，还可提高体液免疫应答（Th2型免疫应答）以增加保护性抗体。

（2）DNA疫苗：是将HBsAg的DNA负载于质粒上，其可在接种患者体内重新合成抗原，消除注射和反转的风险，并反复刺激免疫活性细胞，产生与减活疫苗同样效果的体液免疫和细胞免疫。

（3）多肽疫苗：是蛋白抗原最终通过APC加工处理成表位多肽，与MHC分子结合，从而被特异性T细胞识别并激发免疫应答反应。治疗性疫苗不同于预防性乙型肝炎疫苗的地方在于它可克服机体的免疫耐受，提高机体的特异性免疫反应，其机制是诱导炎性细胞因子刺激CD_4^+T细胞和细胞毒性T细胞（CTL）应答，打破免疫耐受、重建，增强免疫应答，从而抑制病毒复制。目前国内治疗性乙型肝炎疫苗的研究分别处于II期和III期临床阶段。

乙型肝炎重叠感染丙肝病毒怎么办？

混合感染就是指一个患者既感染了乙型肝炎病毒又感染了丙肝病毒。HCV和HBV合并感染者应用直接抗病毒药物（DDA）治疗HCV时，若HBsAg阳性，需给予核苷类似物治疗以预防HBV再激活，DDA治疗结束12周后，可考虑停止核苷类似物治疗；HBsAg阴性、抗-HBc阳性者应用DDA期间，需密切监测HBV DNA和HBsAg定量，如阳转，建议应用核苷类似物治疗。针对患者肝功能异常，可以配合使用一些保肝降酶的药物，如甘利欣、肝炎灵等，这样可以促进肝细胞再生，减轻肝脏炎症反应。

乙型肝炎患者合并脂肪肝如何使用降脂药物？

乙型肝炎合并脂肪肝（非酒精性脂肪肝）根据乙型肝炎患者不同病情而有所不同。如无症状性HBV携带者合并脂肪肝，或急性乙型肝炎恢复期并发脂肪肝，治疗时按照单纯的脂肪肝来处理即可，也就是经基础治疗和应用减肥、降糖药物3~6个月以上，仍呈混合型高脂血症或高脂血症合并2个以上危险因素者，可加用贝特类、他汀类或普罗布考等降血脂药物来治疗。而慢性乙型肝炎患者，由于肝脏合成脂肪酸增加以及肝细胞输出甘油三酯减少，患者容易并发脂肪肝，但需要注意的是贝特类、他汀类降血脂药本身会导致肝功能损害，因此我们对于此类患者在采取饮食、运动等方法不能使脂肪肝得到控制的话，应当选用烟酸类降脂药（阿昔莫司0.25mg每日1~2次），因其通过肾脏代谢，无肝损伤作用。对于甘油三酯水平较高的脂肪肝患者，国外研究表明可以应用他汀类药物进行治疗，而孕妇禁忌使用，但需定期监测肝功能。

乙型肝炎合并艾滋病的患者如何治疗？

HIV和HBV合并感染者应同时治疗两种病毒感染，不建议选择仅含有1种对HBV有活性的NAs（TDF、拉米夫定、恩替卡韦、替比夫定、ADV）的方案治疗乙型肝炎，以避免诱导HIV对NAs耐药性的产生。2019年版《乙型肝炎防治指南》推荐选用包括2种抗HBV活性的药物，即TDF或TAF加拉米夫定或依曲西他滨。治疗过程中需对HBV相关指标，如HBV DNA、肝生物化学指标、肝脏影像学指标等进行监测。

乙型肝炎患者睡眠不佳可以服用安眠药吗？

安眠药可分为苯二氮䓬类、苯巴比妥类、三环类抗抑郁药及镇静药，其中前3类主要在肝脏转化，由肾脏排除，因此肝肾功能不全患者应慎用或减量使用。其中，苯二氮䓬类（佳静安定、利眠灵）由于不良反应少、成瘾性小，临床可以临时应用；苯巴比妥（鲁米那）同时具有退黄作用，仅适用于短期治疗难治性黄疸合并失眠的患者；重症肝炎，有精神症状应预防肝昏迷，可用镇静药如东莨菪碱，此类药物无肝损害作用。另外，乙型肝炎患者应禁用吩噻嗪类（如氯丙嗪）有严重肝损害的抗精神病药。而中医辨证施治，各种中药配伍，调整全身脏腑功能，疏肝解郁，养心安神等可治疗失眠。其实，多数乙型肝炎病毒感染者由于心理压力过大而导致失眠，保持心情开朗也是治疗的"良药"。

乙型肝炎患者肝区不舒服可以吃点什么中药？

肝脏表面的有一层肝包膜，分布有很多感觉神经。肝脏发炎时引起肝细胞肿大，使肝包膜处于紧张状态，撑紧的肝包膜刺激感觉神经后引起胀痛、钝痛、重压感或针刺样疼痛，持续时间较长，程度较重，不可自行缓解，是肝细胞损害的临床表现。另外，在疾病的恢复期、肝脏修复、肝细胞充血水肿改善，牵拉包膜也会出现肝区不适，但往往以刺痛为主，且持续时间很短，程度较轻，可自行缓解，是疾病恢复的表现。西医的镇痛药对肝脏有损害，且疗效欠佳；而中医则通过相关临床表现及伴随症状进行辨证治疗，可以取得满意效果，对改善患者的生存质量起到很好的作用。对于胁肋胀痛，走窜不定，甚则引及胸背肩臂，疼痛每因情志变化而增减，胸闷腹胀，嗳气频作的肝郁气滞证患者，可选用疏肝理气药如"柴胡疏肝散"加减；胁肋胀痛或刺痛，口苦口黏，胸闷纳呆，恶心呕吐，小便黄赤，大便不爽，或兼有身热恶寒，身目发黄的肝胆湿热证患者，可选用清热利湿药如"龙胆泻肝汤"加减；胁肋刺痛，痛有定处，痛处拒按，舌质紫暗，脉象沉涩的瘀血阻络证患者，可选用祛瘀通络的如"血府逐瘀汤"或"复元活血汤"加减；胁肋隐痛，悠悠不休，遇劳加重，口干咽燥，心中烦热，头晕目眩肝络失养证患者，可选用养阴柔肝如"一贯煎"加减等。必要时也可选用穴位敷贴、针灸等治疗方法，也有较好的疗效。适当的心理调适和治疗也有助于症状的改善。

乙型肝炎患者哪些药物是不宜吃的？

药物对肝脏的损害方式不同，有的药物对肝细胞有直接毒性作用，破坏肝细胞的整个结构；有的药物作为抗原，在体内和肝脏内通过抗原抗体反应而破坏肝细胞。所以，肝病患者应慎用下列对肝脏有毒性的药物。

（1）抗生素类及其他化学药物：氯霉素、四环素、土霉素、红霉素、洁霉素、麦迪霉素、对氨基水杨酸、异烟肼、利福平、吡嗪酰胺及磺胺类药物。

（2）抗肿瘤药：丝力霉素、放线菌 D、普卡霉素、氮芥类、氨甲蝶呤、巯嘌呤（6-MP）、门冬酰胺酶、野百合碱等。

（3）抗寄生虫药：氯喹、硝硫氰胺等。

（4）中枢抑制药及抗痛风药：氯仿、三氯乙烯、氟烷、苯巴比妥、水合氯醛、氯丙嗪、苯妥英钠、对乙酰氨基酚、保泰松、吲哚美辛、辛可芬、秋水仙碱。

（5）抗抑郁药：异丙肼、丙米嗪、阿米替林、苯乙肼。

（6）激素类及其有关药物：甲睾酮、苯丙酸诺龙、己烯雌酚、硫氧嘧啶、甲巯咪唑、氨苯磺丁脲、氯磺丙脲。

（7）其他药物：甲基多巴、氯贝丁酯、双氢克尿噻、依他尼酸、硫唑嘌呤、大剂量烟酸、金属类药物（如砷剂、铋剂、锑剂等）。

许多药物可以损害肝脏。临床常见的药物性肝病多是滥用西药引起的，对此，医生和患者都有所认识，但是，也有不少药物性肝病可由滥用中药而引起，中药有些药物对肝脏有损害也要避免使用，当然除中药本身的致肝损害外，炮制方法、给药途径、剂型、剂量不适当，也会引起肝脏损害。中药不能长期、大量应用。对原有肝脏疾病者，确需使用对肝脏有损害的中药治疗，宜从小剂量开始，短期交替使用，定期检查肝功能。临床上常见可引起肝脏损害的中药有：长期或超量服用姜半夏、蒲黄、桑寄生、山慈菇；大剂量使用天花粉或注射剂可使肝功能受损；超量服用川楝子（川楝素成分）、苍耳子（毒蛋白和毒苷）、黄药子、蓖麻子、五倍子（水解型鞣质）、石榴皮（水解型鞣质）、雷公藤煎剂、蝮蛇抗栓酶、铅丹（氧化铅）、铅粉（氧化铅）、密陀僧（氧化铅）；长期服用大黄或静脉滴注四季青注射液，会干扰胆红素代谢途径，导致黄疸；土荆芥、石菖蒲、八角茴香、花椒、蜂头茶、千里光等中草药里含黄樟醚；青木香、木通、硝石、朱砂等含有硝基化合物，均可诱发产生肝癌。当然中药引起的肝损害产生的机制相当复杂，每个患者的机体状况、个体差异、遗传因素、肝脏功能及药物本身等因素都应考虑。

什么是保肝药物？作用机制是什么？

保肝药物主要是指能够促进人体代谢和肝脏代谢，具有保护肝细胞避免受到损害的药物。是治疗各种肝炎最常用的药物。可分为降酶药、退黄药、调节蛋白质代谢药、非特异性抗炎药等。保肝药物的作用机制主要如下。

（1）抗氧化应激：氧化应激是临床肝细胞损伤的主要机制之一。活性氧等自由基可与不饱和脂肪酸作用引发脂质过氧化反应，损伤细胞膜，还可致染色体畸变，DNA断裂。临床能有效清除自由基，防御脂质过氧化的药物有褪黑素、硫普罗宁。

（2）提供内源性保护因子：体内某些血管活性物质，如前列环素 E_1（PGE_1）可与肝细胞膜PGE受体结合，广泛参与肝脏生理功能的调节，能保护肝细胞、降低胆红素。临床上可通过补充PGE治疗急性重型肝炎和淤胆型肝炎。

（3）维持肝细胞膜的完整性。

（4）减轻肝细胞脂肪变及坏死，减轻肝细胞间质变反应：甘草酸二铵注射液、胶囊（甘利欣注射液、胶囊）、甘草甜素（甘草酸）、美能、甘草酸单铵注射液（强力宁）、苦参素、齐墩果酸、肝炎灵（山豆根注射液）。

（5）促进肝细胞再生和修复：多烯磷脂酰胆碱胶囊（易善复）、硫普罗宁（凯西莱）、促肝细胞生长素（HGF）。

（6）促进肝脏解毒作用：研究证实，HBV感染后导致肝细胞炎症坏死是疾病进展的重要病理生理过程。甘草酸制剂、水飞蓟素制剂、多不饱和卵磷脂制剂和双环醇等具有抗炎、抗氧化和保护肝细胞等作用，有望减轻肝脏炎症损伤。因此，2019年版慢性乙型肝炎防治《指南》建议：对肝组织炎症明显或ALT水平明显升高的患者，可以酌情使用，但不宜多种联合使用。

临床常用的保肝药物有哪些？

临床常用的保肝药物主要包括如下几种。

（1）甘草酸单铵：具有类似肾上腺皮质激素的作用，抗过敏、抗炎免疫调节、保护肝细胞。肝炎患者应用后常可改善症状，改善肝功能，肝组织学也可有改善。使用时应注意监测血钾及血压。

（2）甘草酸二铵：甘草酸二铵，如甘利欣等，保护细胞膜，减轻肝细胞损伤。

（3）水飞蓟素：为菊科植物水飞蓟的种子脱脂后分离出的总黄酮苷。具有抗过氧化，保护及稳定肝细胞膜，改善肝功能的作用。对药物、毒物等引起的肝损伤均具有不同程度保护和治疗作用。

（4）联苯双酯：是从中药五味子中提取的药物。具有较强的降低肝炎患者血清丙氨酸转移酶（ALT）的作用，停药后容易反弹，不宜首选使用。

（5）熊去氧胆酸：能降低胆汁中胆固醇及胆固醇酯的量，有利于结石中胆固醇的溶解。可能有一定的免疫调节作用。

（6）还原型谷胱甘肽：为谷氨酸、半胱氨酸和甘氨酸构成的三肽化合物。机体各器官内广泛分布，具有解毒和保护肝细胞的作用。

（7）葡醛内酯：是肝脏解毒的重要物质之一。凡含有羟基、羧基的均可在肝内与葡萄糖醛酸结合而被解毒，故可通过解毒作用而防止毒物对肝脏的损伤。

（8）去氢胆酸：可以使肝血流量增加，促进肝细胞代谢，刺激肝细胞，使胆汁水分增加，胆汁分泌量增多，使胆道畅通，消除胆汁淤滞。

（9）S-腺苷蛋氨酸（S-adenosylme-thionine）：是一种存在于人体组织和体液中的生理活性分子，可以促进结合胆红素排泄，有利胆和护肝作用。

（10）硫普罗宁：解毒药物，并能促进肝细胞再生，促进重金属由体内经多种代谢途径排出。

（11）还原型谷胱甘肽：通过巯基加速体内自由基的排泄，保护肝脏合成、解毒等功能，促进胆汁代谢，激活三羧酸循环，促进蛋白质、脂肪和糖的代谢。

（12）多烯磷脂酰胆碱：保护肝细胞及对磷脂有依赖的酶系统，改善脂肪代谢，蛋白质代谢和解毒功能，防止肝细胞坏死和肝纤维组织再生。

还原性谷胱甘肽在肝脏代谢中起到什么作用？

还原性谷胱甘肽（GSH）是人类细胞质中自然合成的一种肽，由谷氨酸、半胱氨酸和甘氨酸组成的三肽，含有巯基（–SH），对维持细胞功能有重要作用。它参与体内三羧酸循环及糖代谢，并能激活多种酶，从而促进糖、脂肪及蛋白质的代谢，能影响细胞的代谢过程，可通过巯基与体内的自由基结合，使之转化成容易代谢的酸类物质加速自由基的排泄。在肝脏中，能保护肝细胞膜，促进肝细胞的合成，有解毒和灭活激素等功能，并促进胆酸代谢，有利于消化道吸收脂肪及脂溶性维生素。

甘草提取物保护肝细胞的机制是什么？

中草药甘草经高效分离，可筛选出 α–甘草酸二铵盐——甘草酸二铵（第3代甘草提取物），具有抗炎、抗过敏及保护细胞膜的作用。其保护肝细胞的机制在于利用亲脂性的特点，与肝细胞类固醇代谢酶亲密结合，阻碍皮质醇和醛固酮的灭活，显示出明显的皮质激素样效应，从而达到保护肝细胞的作用。它能减轻肝细胞坏死、降低谷丙氨基转移酶，防止脂肪性变，抑制肝胶原纤维增生，防止肝纤维化形成，促进胆红素代谢。另外还可诱生 γ–干扰素，增强NK细胞活性。

退黄的药物有哪些？

1. 退黄的西药

（1）1.4–丁二磺酸腺苷蛋氨酸（思美泰）：其抗胆汁淤积的作用与促进质膜磷脂甲基化而调节细胞膜的流动性，转巯基作用促进解毒过程中硫化产物的合成相关。可作为胆汁淤积的首选药物，用法：静脉注射1000~1500mg 每日1次。

（2）门冬氨酸钾镁：含有门冬氨酸、钾离子和镁离子，通过加速肝细胞内的三羧酸循环，提高细胞的能量代谢来降低血清胆红素。可用于急性黄疸型肝炎、病毒性肝炎伴高胆红素血症。用法：静脉滴注，10~20ml加入葡萄糖溶液，每日1次。

（3）N-乙酰半胱氨酸（阿思欣泰）：乙酰半胱氨酸是还原性谷胱甘肽（GSH）的前体，其降低胆红素机制可能与维持或恢复谷胱甘肽水平及改善血流动力学和氧输送能力，扩张微循环相关。用法：本品8g加入10%葡萄糖溶液250ml稀释，静脉滴注，每日1次。

（4）熊去氧胆酸（优思弗）：其可促进内源性胆汁酸的分泌，并干扰胆汁酸和鹅去氧胆酸在小肠的吸收，从而降低血液中的胆盐。常用于慢性肝炎、淤胆型肝炎、肝硬化、原发性胆汁性肝硬化及原发性硬化性胆管炎。用法：口服，每日2次，每次5mg/kg。

（5）茴三硫（胆维他）：其能促进胆汁的排泄，改善肝脏的解毒功能。常用于病毒性肝炎、肝硬化等。用法：口服，每日3次，每次25mg。

（6）考来烯胺（消胆胺）：主要通过阻碍胆汁酸的肠肝循环，降低胆汁酸和胆红素的含量，间接保护肝脏。主要用于胆汁淤积性肝病，用法：口服，每日8~12g，分3次服用。

（7）苯巴比妥（鲁米那）：是长效镇静催眠剂，但能诱导二磷酸葡萄糖醛酸转移酶，促使胆红素的排泄，并通过诱导肝内Y蛋白，加强胆红素的运输，但其对肝脏有一定损害，临床可对顽固性黄疸患者短期使用，肝脏严重损伤者禁用。用法：口服，每次30~60mg，每日3次。

2.退黄中药

（1）苦黄注射液：是由苦参、大黄、茵陈、柴胡、大青叶5味中药提取的灭菌注射液，具有利湿退黄、清热解毒的作用。用法：30~60ml加入5%葡萄糖溶液250ml，静脉滴注，每天1次。

（2）舒肝宁注射液：由茵陈、栀子、板蓝根、黄芩、灵芝等中药提取物组成，具有利湿退黄、清热解毒、益气扶正之功。用法：10~20ml加入5%葡萄糖溶液250ml，静脉滴注，每天1次。

（3）丹参注射液：具有活血化瘀，通脉养心的功效，并能改善肝脏的微循环，促进胆红素的排泄。用法：10~20ml加入5%葡萄糖溶液250ml，静脉滴注，每天1次。

（4）茵栀黄颗粒：主要由茵陈提取物、栀子提取物、黄芩苷、金银花提取物组成，具有清热解毒、利湿退黄的作用，研究表明其能通过诱导肝脏酶系统增加肝脏对胆红素摄取、结合和排泄能力，并减轻肝实质炎症，防止肝细胞变性坏死。用法：开水冲服，一次2袋，一日3次。

（5）肝苏颗粒：主要成分为扯根草，具有降酶、保肝、退黄、健脾之功，其中退黄效果明显，尤其对难治性小儿黄疸有一定的疗效。另外，大部分的具有利胆作用的西药或中成药，均能退除黄疸，如硫酸镁、熊胆胶囊、茵胆平肝胶囊、消炎利胆片等。具有退黄作用的中草药有茵陈、栀子、大黄、金钱草、海金砂、鸡内金、虎杖、赤芍等。

（6）双虎清肝颗粒：本品为棕褐色的颗粒；气香，味微苦，主要组成有金银花、虎杖、黄连、白花蛇舌草、蒲公英、丹参、野菊花、紫花地丁、法半夏、甘草、瓜蒌、枳实等。清热利湿，化痰宽中，理气活血。用于治疗湿热内蕴所致的胃脘痞闷，口干不欲饮，恶心厌油，食少纳差，胁肋隐痛，腹部胀满，大便黏滞不爽或臭秽，或身目发黄，舌质暗，边红，舌苔厚腻或黄腻，脉弦滑或弦数者，以及慢性乙型肝炎见有上述证候者。一次1~2袋，一日2次。

（7）八宝丹：由牛黄、蛇胆、羚羊角、珍珠、三七、麝香等组成。具有清利湿热、活血解毒、去黄止痛的功效。用于治疗湿热蕴结所致发热、黄疸、小便黄赤、恶心呕吐、纳呆、胁痛腹胀、舌苔黄腻或白厚腻且干，或湿热下注所致尿道灼热刺痛、小腹胀痛，以及病毒性肝炎、急性胆囊炎、急性泌尿系感染等见有上述证候者。口服，1~8岁，一次0.15~0.3g；8岁以上，一次0.6g，一日2~3次，温开水送服。

降酶药物有哪些？治疗中需要注意什么？

（1）保肝降酶不能替代抗病毒治疗，必须针对病因采取治本的措施，应该根据患者病情，对符合抗病毒指征的患者应用抗病毒药物或免疫调节药。经过正规的治疗后，患者肝功能复常检查，HBV DNA阴性，即<300 cps/ml，乙型肝炎表面抗原转阴，乙型肝炎病毒e抗原、e抗体之间发生了血清学

转换，才意味着病情获得根本性好转，氨基转移酶才有可能获得长久性稳定。

（2）如果考虑使用抗病毒药物治疗，最好先不要用降酶药，因为当氨基转移酶水平升高2~5倍，正好是抗病毒治疗的时机，如果使用降酶药物，可能会干扰病情判断，贻误治疗，当然也可以根据患者的具体情况，尤其是肝功能损害的程度适当应用。

（3）使用降酶药物可能会掩盖病情真相。不少降酶药对氨基转移酶能起到迅速裂解的作用，尤其是对于谷丙氨基转移酶，因而能迅速降解血清中的谷丙氨基转移酶，作用立竿见影，但是对于其他酶类（如谷草氨基转移酶、转肽酶等）没有降低作用，证明单纯的降酶药物作用很有限。若仅是谷丙氨基转移酶降低，不能证明病情好转，相反有可能掩盖了病情真相。氨基转移酶从表象上看虽是下降了，但不能代表肝脏炎症活动的减轻。

中医在治疗黄疸方面有什么特色？

中医关于黄疸最早的论述来自《素问·平人气象论》篇"溺黄赤安卧者，黄疸……目黄者曰黄疸"，分类始于《金匮要略·黄疸病》，有黄疸、谷疸、酒疸、女劳疸和黑疸，称为五疸。后代医家逐渐将其分为阴阳两证，元代罗天益将阳黄和阴黄辨证施治系统化，指导着目前中医临床实践。黄疸的病机关键是湿，如《金匮要略·黄疸病》指出"黄家所得，从湿得之"，故阳黄多因湿热蕴蒸，胆汁外溢肌肤而发黄，阴黄多因寒湿阻遏，脾阳不振，胆汁外溢所致。若湿热挟时邪疫毒伤人，其病势暴急，具有传染性，而成急黄。因此，中医对黄疸的辨证治疗，以阴阳为纲，治疗大法为化湿利小便，化湿可以退黄。属于湿热者，宜清热化湿，如茵陈蒿汤，必要时同时通利腑气。属于寒湿者，宜温中化湿，如茵陈术附汤，利小便主要是通过淡渗利湿，以达到退黄的目的。正如《金匮要略·黄疸病》说"诸病黄家，但利其小便"，对于急黄热毒炽盛，当以清热解毒，凉营开窍为法，如犀角散加味。现代名老中医关幼波先生在反复临床实践中，提出治疗黄疸的三条体会：治黄必治血，血行黄易却；治黄需解毒，毒解黄易除；治黄要治痰，痰化黄易散。治血源于肝为血脏，与胆互为表里，"瘀热发黄""瘀血发黄"都说明黄疸是血分受病，治血法包括凉血活血、养血活血、温通血脉。解毒是根据湿热久羁蕴毒，毒助热势，不加用解毒的药物，则湿热难以化散，解毒法包括化湿解毒、凉血解毒、通下解毒、利湿解毒、酸敛解毒。脾为生痰之源，治痰实为治脾，脾主运化，又易被湿所困，所以治痰为治本之妙。另外，中医在黄疸施治中非常注重扶正与驱邪的关系。正盛邪实阶段，会集中药力以驱邪为主；正虚邪实阶段，应驱邪辅以扶正之品；正虚邪弱阶段以扶正为主，兼清余邪，力争正复邪尽。

现代研究证实，具有清热解毒、利湿退黄功效的中药制剂具有良好的退黄作用，其机制可能与诱导肝脏酶系统，增加肝脏对胆红素摄取、结合和排泄能力，并减轻肝实质炎症，防止肝细胞变性坏死相关。代表药有苦黄注射液、疏肝宁注射液、茵栀黄颗粒等。

中医"治未病"思想如何在乙型肝炎治疗中体现？

"未病先防"的完整思想出自《黄帝内经》，古称"摄生"，也叫"养生"。注重摄生保养于患病之先，强调培植保护正气与不受邪气传染，两者相辅相成，互相为用。正如《素问遗篇·刺法论》指出："正气存内，邪不可干，避其毒气"。中医认为HBV携带者的病机是由于正虚感邪，邪气过盛或正气受伤亏虚，邪气乘虚而侮，正邪斗争，故而发病。因此必须提高免疫力，增加自身的抵抗力，才能有效地抵抗外邪预防乙型肝炎。

（1）乙型肝炎的主动免疫：可以增强体质，提高抗邪能力预防乙型肝炎，即接种乙型肝炎疫苗。

（2）避免病毒感染：乙型肝炎的传播途径主要是血液、母婴和性接触，肝炎患者应采取防范措施，切断传播途径，提倡分用餐具、剃须刀和牙刷等；为减少因母婴垂直传播，HBsAg携带者宜人工喂养。

（3）畅情志：是"治未病"的思想基础，保持乐观条达平和的情绪，调整心态，则气血运行条畅，脏腑功能活动正常，从而可以减少疾病的发生。

（4）劳逸结合：充足深度睡眠时机体处于放松状态，能量消耗减少，有助于恢复和调整各器官的生理功能，保障肝脏供血充足，达到护肝的目的。

（5）加强锻炼：体育锻炼可以增强体质，比如打太极、慢跑、做体操、打球等，可以疏通经络，促进血脉流通，达到强身健体的目的。

具有抗病毒作用的中草药有哪些？

中医中药治疗病毒性疾病有悠久的历史和丰富的经验，其中常用的单味草药有大青叶、板蓝根、金银花、连翘、蒲公英、紫草、茵陈、贯众、大黄、虎杖、黄芩等，广泛地用于治疗上呼吸道感染、腮腺炎、病毒性肝炎等疾病。近年来通过研究发现具有抗病毒作用的中草药还有鱼腥草、野菊花、地骨皮、射干、穿心莲、草河车、白花蛇舌草、北豆根、黄柏、首乌、马齿苋、石榴皮、苦参、五味子、毛冬青、丹皮、知母、栀子、牛蒡子、败酱草、胆草、地丁、车前草、吴茱萸、柴胡、木防己等。对于乙型肝炎，由于乙型肝炎病毒具有环状闭合结构的DNA整合在肝细胞核内，较难被杀死，因此临床上中草药在抗HBV方面作用不很突出。体外实验证明，对乙型肝炎病毒有强抑制作用的中药有大黄、地榆、金钱草、虎杖、胡黄连、莲须；呈明显抑制作用的有桑寄生、黄柏、柴胡、明沙参、苦参、矮树茶、苦丁茶；有抑制作用的是首乌、鱼腥草、败酱草；弱抑制作用的有丹参、佛手、杜仲、茜草、叶下珠、陈皮、丹皮、七叶一枝花、郁金、黄芩、山药、葛根、扁豆、大蒜、蟛蜞菊等。

降低氨基转移酶的中草药有哪些？

具有降酶作用的中药有垂盆草、鸡骨草、地耳草、五味子、板蓝根、茵陈、芍药、甘草、当归、水飞蓟、败酱草、虎杖、贯众、茯苓、升麻、葛根等。

垂盆草：所含的垂盆草苷具有明显降酶（ALT）及解酶作用。其降酶作用迅速而持久，用药2~4周后ALT可降至正常。

五味子：对肝损害引起的ALT升高有降低作用。也能使肝炎患者的高

ALT降低，还可减轻中毒性肝损伤的物质代谢障碍，具有轻度升高肝糖原、减轻肝细胞变性、减轻中毒致病因子对肝细胞线粒体和溶酶体的破坏、促进肝细胞内蛋白质合成的作用。

白芍：白芍提取物对D–半乳糖胺所致肝损伤和ALT升高有明显对抗作用，可降低ALT，使肝细胞的病变和坏死恢复正常，从而达到保肝作用。

当归：能减轻肝细胞变性坏死，促进肝细胞再生，抑制肝纤维化。还可降低ALT、AST，降低程度与用药量呈明显的量效关系。

水飞蓟：其中所含的水飞蓟素有改善肝功能、保护肝细胞膜的作用。水飞蓟对急慢性肝炎、迁延性肝炎、早期肝硬化均有疗效。

保护肝脏的中草药有哪些？其具体药理作用是什么？

黄芪：黄芪有抗氧化及稳定肝细胞膜的作用，能促进胆红素代谢，减少肝细胞坏死，促进肝细胞再生。

猪苓：猪苓多糖能减少四氯化碳所致肝损伤小鼠腹腔单核巨噬细胞数，提高H_2O_2释放能力。具有提高机体细胞免疫功能，被认为是治疗乙型肝炎的重要药物之一。

甘草：甘草可减轻肝细胞变性和坏死，降低血清氨基转移酶活力，提高肝细胞内的糖原和DNA含量，促进肝细胞再生，对肝炎病毒有抑制作用。

大黄：所含大黄素可清除肝细胞的炎症和胆汁淤积，清除氧自由基，减轻脂质过氧化反应，改善大鼠肝纤维化功能并降低血清层粘连蛋白及透明质酸，从而保护肝脏。

紫草：可有效地防止四氯化碳引起的大鼠血清SALT活力加强，减少血清胆红素含量，具有抗肝细胞损伤，保肝、恢复肝功能的作用。

防止乙型肝炎后肝纤维化的中草药有哪些？其药理作用是什么？

丹参：研究证明，丹参能抑制和减轻急慢性肝损伤时肝细胞变性、坏死以及炎症反应，加速纤维组织重吸收，具有抗肝纤维化，改善肝脏血液循环，防止肝硬化的作用。

川芎：川芎中的川芎嗪能降低血清氨基转移酶，维持和提高肝组织中SOD活性；清除氧自由基，减少其毒性，具有良好的抗脂质过氧化损伤作用及抗肝纤维化作用。

三七：实验表明，长期小剂量应用三七，可以改善肝脏微循环，有促进肝组织修复、再生和抗肝纤维化的作用。

姜黄：姜黄中的姜黄素能够有效地抑制P450s和谷胱甘肽转移酶（GSTs）的活性，又能抑制胶原合成和肝星状细胞活性，具有抗肝纤维化的作用。

桃仁：桃仁提取物有增强肝脏血流量、促进纤维肝内胶原分解、降低肝组织胶原含量、抗肝纤维化作用。桃仁煎剂对早期肝纤维化能有效地促进其吸收和分解，有效防止肝硬化的发生。

珍珠草：有助于乙型肝炎表面抗原转阴，还具有较强的抑制乙型肝炎病毒和阻止肝纤维化的作用。

乙型肝炎中医如何进行辨证治疗？

按照中华中医药学会肝胆病分会制订的标准可以分为以下几类。

（1）湿热中阻证：临床表现为胁胀脘闷，恶心厌油，纳呆，身目发黄而色泽鲜明，尿黄，口黏口苦，大便黏滞秽臭或先干后溏，口渴欲饮或饮而不多，肢体困重，倦怠乏力，舌苔黄腻，脉象弦数或弦滑数。治法：清热利湿解毒。方药：茵陈蒿汤加味。药物组成：茵陈蒿、栀子、大黄、金钱草、板蓝根、黄芩、蒲公英、虎杖、金银花、车前子、车前草。胸脘满闷甚伴大便不爽者加全瓜蒌、法半夏、黄连以宽中行气，清热燥湿；恶心呕吐甚者加竹茹、黄连以清热止呕；纳呆不饥者加谷芽、麦芽以消积化滞，开胃健脾。

（2）肝郁脾虚证：临床表现为胁肋胀满疼痛，胸闷太息，精神抑郁，性情暴躁，纳食减少，口淡乏味，脘痞腹胀，午后为甚，少气懒言，四肢倦怠，面色萎黄，大便溏泄或食谷不化，每因进食生冷油腻及不易消化的食物而加重，舌质淡有齿痕，苔白，脉沉弦。治法：疏肝理气活血，健脾和中解毒。方药：逍遥散合四君子汤加减。药物组成：柴胡、当归、白芍、茯苓、白术、甘草、丹参、枳壳、虎杖、金银花。若胁痛明显者加川楝子、郁金、行气止痛；胁痛固定，痛如针刺可加红花、延胡索活血祛瘀止痛；脘痞腹胀甚者加佛手、砂仁、生麦芽以行气消滞除痞胀；体倦乏力者加太子参补气生津。

（3）肝肾阴虚证：临床表现为右胁隐痛，腰膝酸软，四肢拘急，筋惕肉瞤，头晕目眩，耳鸣如蝉，两目干涩，口燥咽干，失眠多梦，潮热或五心烦热，形体消瘦，面色黧黑，毛发不荣，牙龈出血，鼻衄，男子遗精，女子经少经闭，舌体瘦，舌质红、少津、有裂纹，花剥苔或少苔，或光红无苔，脉细数无力。治法：养血柔肝，滋阴补肾。方药：一贯煎加味。药物组成：生地黄、沙参、麦门冬、当归、枸杞子、川楝子、牡丹皮、五味子、女贞子、酸枣仁、白茅根、虎杖。如胁痛明显加郁金、延胡索以行气活血止痛；午后低热者加地骨皮、百合以清热养阴；纳差者加炒谷芽、麦芽、山楂以开胃健脾。

（4）脾肾阳虚证：临床表现为畏寒喜暖，四肢不温，精神疲惫，面色不华或晦黄，少腹腰膝冷痛，食少脘痞，腹胀便溏，或晨泻，完谷不化，甚则滑泄失禁，下肢或全身水肿，甚则水鼓，阴囊湿冷或阳痿，舌淡胖，有齿痕，苔白或腻或滑，脉沉细弱或沉迟。治法：温补脾肾。方药：附子理中丸合五苓散加减。药物组成：党参、生黄芪、白术、干姜、制附子（先煎）、桂枝、山药、茯苓、猪苓、泽泻、炙甘草、丹参、桑寄生。如腹胀甚者加厚朴、白蔻仁以行气畅中；便溏者加白扁豆、木香（后下）以健脾利湿行气；尿少腹水者加车前子、冬瓜皮、冬瓜仁以利水消胀。

（5）瘀血阻络证：临床表现为面色晦暗，或见赤缕红丝，两胁刺痛，肝脾大、质地较硬，蜘蛛痣，肝掌，女子行经腹痛、经水色暗有块，舌质暗或有瘀斑，脉沉细涩。治法：活血化瘀，散结通络。方药：膈下逐瘀汤加减。药物组成：柴胡、枳壳、白芍、当归、桃仁、红花、乌药、川芎、香附、牡丹皮、甘草、丹参、虎杖、熟地。每日1剂，水煎服。如胁肋刺痛明显者加川楝子、延胡索行气止痛；肝脾大明显者加生牡蛎、夏枯草、炙鳖甲以软坚散结消积；鼻衄者加白茅根、三七粉（冲服）以凉血止血；

兼有痰浊者加法半夏、陈皮以燥湿化痰；气阴两虚，倦怠少力者加太子参、黄芪以益气养阴。

乙型肝炎患者能吃膏方吗？

冬令进补，吃膏方就是其中的一种方法。因为在寒冷的冬天，人体的生理功能处于抑制、减低状态，在冬令进补，有利于把精华物质储存在体内，增加机体的抗病能力，来年开春就可以不生病或少生病。由于膏方在服用时多用开水冲调，较丸剂易于吸收，比汤药剂便于服用，因而受到广大群众的青睐。乙型肝炎患者如果处于疾病活动期，肝功能显示 ALT 升高，不宜服用膏方调治；乙型肝炎病毒携带者，以及病情稳定半年以上的患者，才能使用膏方调治。若平时会出现神疲乏力，腰膝酸软，胃纳不香，情绪低沉，焦虑善愁，精力不济，健忘失眠，惊悸胸闷，自汗盗汗，头晕眼花等，可以根据中医辨证分型，服用相应的膏方以改善症状，缓解病情，增强体质。如消化功能欠佳见纳呆、腹胀，大便溏薄或便秘，应先服用调理脾胃的"开路方"待消化功能基本恢复正常后再服用膏方。

乙型肝炎患者能吃灵芝、冬虫夏草吗？

乙型肝炎患者可以适量吃些灵芝、冬虫夏草等补品。因为灵芝和孢子粉中富含灵芝酸、赤芝孢子酸等，这些成分能提高肝脏的解毒和再生能力，对多种理化及生物因素引起的肝损伤有保护作用。对于乙型肝炎患者来说，灵芝可以保护肝脏，减轻肝损伤，同时可明显消除头晕、乏力、恶心、肝区不适等症状，并可有效地改善肝功能，使各项指针趋于正常。而冬虫夏草能减轻肝脏的炎性细胞浸润和肝细胞变性坏死，抑制Ⅰ、Ⅱ型胶原在肝内的沉积，使已形成的胶原重新吸收和溶解，有抗肝纤维化作用。

中药哪些药物能提高免疫功能？

慢性病毒性肝炎大多数表现为细胞性免疫低下，体液性免疫亢进，免疫复合物清除不全，在体内积聚而继发免疫复合物性损伤，以及由于免疫系统失控而引起自身免疫反应等。因此，借助药物以增强细胞性免疫、抑制体液免疫、清除免疫复合物、降低自身免疫反应等已成为目前临床治疗慢性肝炎的一个重要目标。中药提高机体免疫的机制主要分为以下几类。

（1）增强巨噬细胞功能：黄芪、白花蛇舌草、女贞子、金银花、鸡血藤、山豆根、草河车、蒲公英、当归等。

（2）增强B细胞功能、提高免疫球蛋白：菟丝子、肉桂、黄精、锁阳、仙茅等。

（3）增强T细胞功能：人参、党参、白术、茯苓、灵芝、桑寄生、猪苓、淫羊藿、鹿茸等。

（4）清除免疫复合物：生地、大黄、桃仁、红花、益母草、丹参、赤芍、蝉蜕、蛇蜕等。

（5）增强免疫功能：丹参、鸡血藤、桃仁、红花、郁金、葛根等。

（6）促进淋巴细胞转化、增强NK细胞活性：银耳、地黄、阿胶、蒲公英、地丁、薏苡仁、夏枯草、柴胡、五味子、枸杞子、女贞子、桑枝、白芍等。

中医有何外治法治疗乙型肝炎？

（1）穴位注射：可以选用中药如黄芪、复方丹参注射液进行穴位注射，可选用肝俞、肾俞等穴位。

（2）敷贴疗法：用中药制成敷贴，贴于神阙穴或期门穴进行治疗。清·徐大椿曾说："汤药不足尽病……用膏药贴之，闭塞其气，使药性从毛孔而入其腠理，通经活络。"中药穴位贴敷即以疏肝、活血、散结的药物外敷体表穴位，不但能发挥穴位的治疗作用，使药物直达病所，而且还能使药物通过皮肤和穴位吸收发挥治疗作用，从而达到一举两得的治疗目的。

（3）中药足浴：可根据辨证施治来调治乙型肝炎患者的症状，其具有疏肝健脾，安神定志，镇静的作用。

康复篇

◆ 乙肝患者为什么要做到"食饮有节，起居有常，
  不妄作劳"？
◆ 慢性乙型肝炎患者如何合理参加工作与活动？
◆ 节制七情，调整心态为何有利于肝病的康复？
◆ 肝病合并糖尿病时如何调整饮食？
◆ 引起乙肝复发的因素有哪些？
◆ ……

乙型肝炎患者为什么要做到"食饮有节，起居有常，不妄作劳"？

"食饮有节，起居有常，不妄作劳"是中医四大经典之《黄帝内经》所论述的养生要诀之一，为传世不朽之名言。中医强调在养生过程中应努力发挥机体主观能动性，即养生要在顺应自然的基础上，重视调节饮食，适当劳动，调摄情志，节欲保精。

（1）饮食"三要"：一要"食饮有节"，是维持人体健康，养护脾胃的基本原则。肝病初愈，消化功能减弱，若饮食不加节制，暴饮暴食，常导致消化不良，加重肝脏负担。二要"谨和五味"，调节饮食结构，良好的饮食结构包括蔬菜、水果、全麦、豆类及其制品等，皆有益于人体精气的保养，如果偏嗜偏食，一味追求精美肥甘之品，后患无穷。三要"四时食宜"，即指在不同季节，宜不同饮食调养方案。

（2）"起居有常"：人的起居活动要与大自然的变化保持一致。中医崇尚"天人相应"的理论，人体阴阳与自然界阴阳消长规律同步运行，不可违背。遵循古代养生家所说的"春夏养阳，秋冬养阴"的原则，春季应"夜卧早起"，夏季应"夜卧早起"，秋季应"早卧早起"，冬季应"早卧晚起"。如是慎起居、调劳逸，有利于机体内阳气的生长，真阴的滋养和贮藏。

（3）"不妄作劳"：就是指不要违背常规的劳力、劳心、劳房。要求患者保持生理和心理的平衡，精神情志的稳定，有利于气血条畅。形体要经常活动，使精气流通，全身各脏腑器官得到充分的营养供应，代谢废物得以及时排出体外。"流水不腐，户枢不蠹""动摇则谷气得消，血脉流动，病不能生，譬犹户枢终不朽也"（《吕氏春秋》）。适当运动，增强机体对自然界的适应能力及抗御疾病的能力。

《肿瘤柳叶刀》报道：调整人的饮食习惯，积极地锻炼可以促进人体产生更多的优质酶，能增加500种健康基因的活性，各种致病基因被抑制、关闭，减少疾病的发生概率。研究人员发现，调整饮食习惯和坚持锻炼3个月后，人体内称为端粒酶（telomerase）的有益酶会增加30%左右，端粒酶作为用来修复和增加染色体尾部长度的一种酶，可以控制人体寿命长短和维持人体免疫系统功能。此与《内经》所言的养生观如出一辙。

慢性乙型肝炎患者一般并不需要绝对休息，应以"动而不劳""劳而不倦"为准则。过于剧烈的运动有碍于健康而影响寿命，药王孙思邈提出："养生之道，常欲小劳，但莫太疲及强所不能堪耳。"意即劳动和运动太过，可耗损人体之气，从而出现四肢困倦，少气乏力等。必须因人制宜，量力而行。只有劳逸动静合理结合，才能达到调畅气血，活动筋骨，保持脏腑的正常生理功能，达到健康长寿的目的。

乙型肝炎恢复期要绝对卧床休息吗？

首先应该肯定的是，卧床休息有利于肝病的康复。中医认为"人卧则血归于肝"，人体在平卧时血液较多地流向肝脏。现代研究证实：平卧时回流肝脏的血液，要比站立时增加40%，特别以右侧卧位更明显，血液中大量的酶、抗体和白细胞可以参与肝脏的各种化学反应，帮助人体清除病毒、消灭病菌，同时也帮助修复已经受损的肝细胞。因此，急性期或活动期的肝炎患者，应以卧床休息为主。

卧床休息的时间越长越好吗？中医认为，"久卧伤气"，长期卧床休息会造成新陈代谢下降，食欲减退，营养障碍，气血不畅。因而，乙型肝炎恢复期的患者不宜长期卧床休息，应动静结合，作适度地运动，如打太极拳、散步、下棋等，但时间不宜过长，活动以不感到疲劳为度。这样有利于促进血液循环，调节胃肠道功能，提高细胞代谢功能，增强机体免疫力。一般来说，乙型肝炎恢复期患者每晚睡7~8小时，中午保证午休1小时就可以了。切忌肝功能刚刚恢复就从事较重的体力劳动或熬夜，这样会使肝炎康复进程大大推迟，而且有可能引起乙型肝炎复发。

乙型肝炎患者适宜"饭后百步走"吗？

民间有一句俗语："饭后百步走，活到九十九。"但从医学角度来看，这句话并非对所有人都适宜，特别是对乙型肝炎恢复期的患者。

乙型肝炎初愈，消化功能薄弱，饭后大量食物集中在胃肠内，正需要较多的血液来帮助消化，如果此时马上来个"百步走"，势必要使较多的血液流向下肢肌肉，胃肠供血就会明显减少，这就会影响食物的消化吸收，使患者消化不良。

《素问》言："肝藏血""人卧血归于肝"；西医学证实，人在平卧时，肝内血流量可以增加35%~45%，肝内血流灌注量的增加，有助于肝细胞的修复与再生，"肝为罢极之本""肝者……其充在筋，以生气血"，这说明肝不仅是一个储血的脏器，而且还能生血，是维持人体生命活动的关键。饭后静卧，则深蓄厚养，储藏能量，以维持人体旺盛之生机，帮助您放松，使您的呼吸和心率减慢，肌肉松弛，减轻对各种刺激的反应，缓解压力和减轻疲劳，这样才有利于身体健康。对兼夹冠心病、高血压、动脉硬化等病的肝病患者来说，更不宜立即"百步走"。因为人的血压在饭后一般都趋向下降，再"百步走"就会增加心脏负荷，使心、脑供血不足，容易出现头昏、眼花、乏力、肢麻，甚至还可能突然晕厥跌倒，这就十分危险了。因此，对肝病患者来说，饭后最好静坐或静卧半小时，不要立即外出"百步走"。

慢性乙型肝炎患者如何合理参加工作与活动？

我国著名画家陈逸飞、影视演员傅彪英年早逝，人们在扼腕叹息之余，不禁要思考，现代社会，工作、生活节奏，日益加快，压力不断增大，面对疲劳、疾病，人们应该如何调整自己，从而积极工作又健康生活。得了肝病是不幸的，但不可怕，不必太惊慌，关键是正确对待，长期定期接受检查和医生的指导。一般要注意以下几点。

（1）在疾病急性期，要严格休息，不能疲劳，保持乐观心情。病情稳定后，在医生的指导下，完全可以从事力所能及的工作。

（2）注意均衡饮食，不能暴饮暴食，不吃过分刺激性食品，切忌饮酒。酒精本身对肝脏就有损害，如果有肝病基础，那酒精加肝病将是雪上加霜，会产生严重后果。

（3）如果出现肝硬化、门脉高压，要注意防止并发症的发生。此时在注意休息的同时，患者更要避免剧烈咳嗽，防止便秘，不吃干硬食物等。

（4）定期到医院随访，接受医生的指导与帮助。

做到这几点很多患者可以恢复健康，甚至本来病情危重的患者，病情可明显得到改善。

生命在于运动，运动可以使人体气血通畅，保持充沛的精力，强健的体魄。过分的休闲、安逸会使人思维迟钝，体态肥胖，四肢软懒，伴有消化不良，易患身心疾病。患者应该适当开展规律运动，或做做家务，或选择一项适合自己的体育活动，持之以恒。"天天动，血脉通"，如坚持散步、打太极拳、练功十八法及做瑜伽等放松练习，可使气血流通，肝脏可源源不断地得到气血濡养，以保持其正常功能的发挥。当然，也不能走极端，过度的体力和脑力劳动，对身体百害而无一利。当代社会，中青年的"过劳死"已经不容回避摆在我们面前。由于工作时间过长，劳动强度加重，心理压力过大，若通过休息或睡眠疲劳难以消除，说明已出现病理性疲劳，称为"过劳"，应引起重视。《灵枢》言"五劳者，久视伤血，久卧伤气，久坐伤肉，久立伤肾，久行伤筋"；《素问》亦言"春秋冬夏，四时阴阳，生病起于过用，此为常也"。过劳是疾病的前奏，引起身体潜藏的疾病急速恶化，继而出现致命的症状。据统计，日本每年约有1万人因过劳而猝死；而我国每年约有4万人因过劳而猝死。诚如古代医学家陈实功所谓："凡人无病时，不善调理，而致生百病。况既病之后，若不加调摄，百病益能得愈乎！"爱心提示：肝病患者在勤奋工作的同时，千万不要忘了休息，休闲健身，做到劳逸结合，张弛有度，舒缓压力，调节身心，这样才能健康长寿！

乙型肝炎患者的膳食，为什么要遵循"胃以喜为补"的原则？

"吃"是一门实用性很强的学问。日本人从小就学营养知识，学校倡导德、智、体、美、劳、食。食育成了日本教育一个重要组成部分。我们祖先早在两千多年前，就把"食"写进了我国第一部医书——《黄帝内经》，书中早已提出"五谷为养，五果为助，五畜为益，五菜为充"。民间早有

"多食无滋味"等经验。

清代名医叶天士提出"胃以喜为补",是中医养生之道的一条基本法则。"喜"是一种心理状态,"好感"是引起食欲的第一步,勉强吃自己不喜欢的食物,消化腺分泌和消化道蠕动都将受到抑制,不利于营养的消化与吸收。"喜"又可作为一种直觉来解释,包括饮食与药物,倘饮食后胃中舒适,则有益于人体。如饮食后不适,则显示脾胃无法运化,对人体不利。《内经》谓"胃为水谷之海",主纳,有仓廪之称,所谓"饮不可过,过则湿壅而不运;食不可过,过则滞留而难消",都是考虑到胃的喜恶。故"强以不喜之食而食之,与不宜进食之味而投之",如乱投补药,非其所需,均与人体无补,反而有害。

肝病初愈,消化失衡,切忌贪味。古代医学家陶弘景谓:"百病横夭,多由饮食。"《蠢子医》说:"纵然适口莫乱食,只食八分便已足。"这种少食多餐,适当减少热量的"食疗经",现已被公认为是养生保健的有效措施之一,对肝病初愈,脾胃虚弱者尤为适宜。故全面均衡,适量营养,意义深长,值得重视!

吃"肝"能补肝吗?

民间流传着"吃啥补啥"的说法,认为常吃猪肝或其他动物肝脏就能补养肝脏,主要是看中动物肝脏内含丰富的蛋白质和微量元素。其实,这种观点是错误的。科学研究表明,肝脏是人和动物体内最大的解毒器官,体内的各种毒素大多要经过肝脏来进行排泄、转化、结合;同时,肝脏具有细胞膜通透性高、内皮细胞不完整等生理特点,所以,血液中大部分毒物都容易进入肝脏。从市场买回的动物肝脏由于加工粗糙,大多暗藏着各种有毒物质,肝病患者由于肝脏功能受损,肝细胞功能减退,难以及时分解、排泄掉这些毒素,这就会加重肝脏负担,影响肝病的康复。其次,肝脏是重要的免疫器官和"化学加工厂",可产生多种激素、抗体和免疫细胞等,动物肝脏内的这些物质在人体内会成为异体物质引起多种损害。此外,动物肝脏内含铜量很高(100g肝含2.5mg铜),肝病患者由于肝脏功能受损,不能协调体内铜的代谢平衡,过多的铜会在肝脏及脑组织内积聚，引起黄疸、贫血、肝硬化、腹水甚至发生肝昏迷而死亡。因此，"肝"味虽美，但吃"肝"补肝对肝病患者而言是不合适的，日常饮食也应少吃为佳。

肝炎患者吃糖越多越好吗?

机体活动所需能量的70%由糖代谢提供。食物中的各种糖经消化吸收后在肝脏内氧化生成能量，供给人体需要，并以脂肪酸、氨基酸和糖原的形式储存。

适量吃糖对肝炎患者有一定的好处，是肝炎患者的饮食原则之一。首先，肝炎患者由于肝细胞大量破坏，胆汁的分泌、排泄异常，营养物质的消化吸收障碍，能量的供给减少。而糖是不需要利用胆汁消化就能吸收的供能物质，吃糖不仅可以供给热量，还可减少体内蛋白质的消耗，减少含氮代谢物的产生，减轻氨对肝脏的毒性作用；其次，补充糖分可使肝糖原增加，而肝糖原对肝细胞的再生和提高机体抵抗力都具有重要意义；再次，高渗葡萄糖对并发水肿的患者及低血糖患者有治疗作用，因此适量吃糖对肝炎患者是有利的。

肝炎患者长期休息，缺少运动，如果大量补充糖分，超过人体需要时，多余的糖在人体内就会转化为脂肪，造成肝细胞的脂肪变性，渐渐地演变为脂肪肝。其次，肝病时往往并发糖耐量降低，引起肝源性糖尿病，如果吃糖过多，就会加重糖尿病。再则，吃糖太多会影响患者的食欲，造成胃肠道饱胀感，从而影响蛋白质、维生素、微量元素等的摄入吸收，不利于肝病的康复。

因此，肝炎患者吃糖并非越多越好。

肝炎患者可以饮酒吗?

酒，作为一种日常饮品，受到许多人的喜爱。常常有肝病患者问道："我们能喝酒吗？少喝一些可以吗？"其实，对于健康人而言，少量饮酒或许还有些益处，但对于肝病患者而言，酒就是他们健康的杀手。

中医认为，酒为大热有毒之品，过饮必伤及脾胃肝胆而引发疾病。《诸病源候论》记载："酒性有毒，而复大热，饮之过多，故毒热气渗溢经络，浸溢腑脏，而生诸病也。"现代研究也发现，饮酒后，人体所摄入的乙醇80%经胃和小肠吸收，90%~98%在肝脏内被氧化成乙醛，乙醇和乙醛对肝脏均具有直接毒性损伤和过氧化损伤，可引起一系列的代谢疾病，如高尿酸血症、低血糖症、酸中毒和高脂血症，加剧肝脏的代谢紊乱，加重肝细胞脂肪变性，进而可形成酒精性脂肪肝、酒精性肝炎和酒精性肝硬化。酒精中毒又可造成人体细胞免疫功能低下，影响机体清除病毒的能力，使疾病迁延不愈，发展成慢性肝炎和肝炎后肝硬化。此外，酒精还可能有致癌风险，肝炎患者本身肝脏已有病变，加上饮酒可谓是雪上加霜，会使病情加速向肝硬化，甚至肝癌方向发展，因此肝炎患者必须戒酒！

肝炎患者能吃蒜吗？

大蒜作为一种日常生活常用的食物和调味品，备受推崇，民间有人认为大蒜能抗菌抗病毒，吃大蒜能预防肝炎，甚至有人在患肝炎后仍然每天吃大蒜，这种做法对肝炎患者是极为不利的。中医认为，大蒜味辛温，有温中暖胃，理气行滞，解毒杀虫之功。从西医角度来看，大蒜含有挥发性大蒜辣素，对于多种细菌、原虫都有抑制作用。但迄今未发现大蒜有抗乙型肝炎病毒和治疗病毒性肝炎的作用。相反，大蒜的某些成分，对胃肠道有刺激作用，可抑制肠道消化酶的分泌，影响食欲和食物的消化，同时加重肝炎患者厌食、厌油、恶心等诸多的症状。另外，据研究，大蒜的挥发性成分，可使血中红细胞和血红蛋白下降，引起贫血及胃肠道缺血和消化酶分泌下降，而这些均对肝炎的恢复不利。同时也提醒广大患者：大蒜不可与蜂蜜、大枣、杨梅、野鸡、地黄、常山、首乌等同时食用。食用生蒜也不宜过多。因此肝炎患者，尤其是肝病合并胃炎、胃溃疡的患者最好少吃蒜。

肝炎患者要严格限制脂肪的摄入吗？

　　肝脏是脂类消化吸收、分解、合成和转运的重要器官。肝脏功能障碍时，胆汁的合成、分泌减少，影响脂肪代谢，如大量食入脂肪类物质，必然加重肝脏负担。所以，肝炎患者大多都有厌食油腻的表现。此外，脂肪摄入过多，还会造成高脂血症、脂肪肝和动脉硬化。但是脂肪在肝脏正常代谢中也起重要作用，是肝脏修复所必需的物质，而且许多脂溶性维生素的吸收和胆汁的分泌要有脂肪参与，尤其一些人体不能合成的必需脂肪酸，都要靠食物供给。因此，肝炎患者的饮食一定要清淡，限制动物脂肪、胆固醇较高食物的摄入量，以胆固醇含量少的植物油为主，如芝麻油、菜籽油、花生油、大豆油和葵花籽油等。尽量避免进食高温煎炸和熏烤的食品，它们不仅营养成分被破坏，还不易消化，且含多种致癌物质，对肝炎患者不利。

肝炎患者补充维生素越多越好吗？

　　维生素是维持机体生命活动不可缺少的一类小分子有机化合物。这类物质在体内无法合成，或合成量很少而无法满足机体的需求，因而需要通过食物来摄入。乙型肝炎患者在肝脏受到损伤后，肝细胞功能减退，维生素的合成减少，而机体用于补充和修复的消耗量增加，因而容易产生各种维生素的缺乏，影响全身及肝脏本身的生理需要，所以必须适当补充。

　　严重的肝炎患者体内缺乏维生素B、C、D、E，因此适量补充维生素，有助于肝炎的恢复。如B族维生素可以改善乙型肝炎临床症状；维生素C可减轻肝脏脂肪变性，促进肝细胞的修复与再生，有消除血中多余胆红素和促进胆汁排泄的作用；维生素K有利于治疗肝炎引起的肝细胞变性、坏死，有助于缓解肝区疼痛。但凡事"过犹不及"，研究表明，大量服用维生素会对人体产生不良反应，而且会加重肝脏的代谢负担。大量的维生素A会损害手臂和腿部的关节，会减少健康人大脑中的血流量，引起头疼脑涨甚至死亡；维生素D摄入过多，表现出口渴、眼睛炎症、皮肤瘙痒、呕吐、腹泻、尿频等症状；维生素E摄入过量导致血小板聚集、血栓形成；过量服用B族维生素，可以使人体神经中毒；过量摄入维生素C可以引起胃痛和肠功能失调，影响红细胞的生成，使人感到身体虚弱，容易疲劳。

所以，肝炎患者要在医生的指导下适量补充维生素。

乙型肝炎病后常服甲鱼、黑鱼、黄鳝、螃蟹等高蛋白饮食，多多益善吗？

中医学十分重视脾胃功能的协调，无论养生，或治病，都要把呵护脾胃放在首位。中医的"脾"不同于西医解剖学上的"脾脏"，中医范畴的脾对全身的协调作用，表现在对饮食的消化、吸收、合成、代谢等，称为后天之本。《金匮要略》："治未病者，见肝之病，知肝传脾，当先实脾，四季脾旺不受邪。"即肝病最易传脾，在治肝的同时要注意调补脾脏，就是治其未病。其目的在于使脾脏正气充实，防止肝病加重。

临床出现一种倾向不可取，众多患者认为病后体虚，一味追求精美肥甘之品，以增强体质。人体依靠饮食来维持自身的生理功能，营养丰富固然重要。但肝病初愈，胃黏膜轻度充血水肿，胆汁分泌失常，消化功能减弱，长期饱食膏粱厚味，摄入量超过人体需要，《内经》中有论述"饮食自倍，肠胃乃伤""高粱之变，足生大疔"。甲鱼、黄鳝等均为高蛋白饮食，过腻壅中，阻碍脾运；螃蟹性寒，戕伤中阳，过食则形成食积气滞，痰凝瘀滞。由于慢性肝病患者消化功能减弱，故如进食过量的食物后，容易引起消化道的不良反应，可在中药底方中加入苍术、陈皮二味，取其气味辛香，运脾化滞，嘱咐患者以萝卜生姜汤频频饮服，又助脾胃运化之力，还可每日指压足三里100次。告诫患者力避滋腻之品，勿使脾胃之气再受损伤，做到"饮食有节"，不挑食，不偏嗜，荤素食品合理搭配，"五谷为养，五畜为益，五果为助，五菜为充""谷肉果菜，食养尽之，无使过之，伤其正也"（《内经》）。久之，患者苔腻渐化，大便自调，胃肠清虚则神气周流，脏腑平衡，肝得所养，则肝功能日趋稳定。

脾为后天之本，气血生化之源，是全身营养物质摄取的源泉，脾脏功能的好坏，直接影响着病情的恢复或恶化，脾为祛病延年之枢纽。故无论用药、饮食，都应该注意顾护脾脏，这是治疗肝病的一项重要原则。

冬令进补，乙型肝炎患者如何正确服用膏滋药？

膏方作为中医的一种治疗方法，比较适合慢性病或急性病恢复期的调养。依靠药物达到养生祛病的目的，只可缓缓图功，切不可急功近利，欲速则不达。冬令时节，封藏之际，服用膏滋，可提高机体的活力，改善临床症状，增强机体免疫功能和抗病能力。乙型肝炎患者若遇肝功能异常，脘腹饱胀，苔腻纳少，应先将疾病治愈，而后方能进补，否则，如同"闭门留寇"，非但达不到补益的效果，而且会使肝病缠绵不愈。

膏方一般是中医师根据每人各自不同的身体状况，通过辨证论治后开出的方剂，具有很强的针对性。冬令进补，但患者应先看自己的身体状况，调理脾胃功能，若消化功能不佳，舌苔厚腻，腹胀纳呆，应先请医生给予"开路方"，改善消化功能后再针对症状及原有宿疾，量身定制配伍膏方。如老年人脏气衰退，气血运行缓慢，要通补兼并，动静结合；妇人易肝气郁结，补品中需以疏泄肝气为辅；小儿为纯阳之体，应侧重调理脾胃，促进生长发育；中青年若有"三高"病，则以消除代谢产物，促使机体气血流畅为主，做到"损有余而补不足"，体现调补兼施，寓治于补，"形不足者，温之于气，精不足者，补之以味"。当补才补，不滥用补法。若遇感冒、食滞，应暂停数天，以防壅滞邪气。

冬令是收藏之季，通过膏方调治，蓄积能量，可以为来年的工作奠定基础，辨证论治，因人而异地运用膏方对肝病患者的调理可以发挥重要作用。诚如民间俗语："冬季膏方巧进补，来年开春能打虎。"值得一提的是：千万不要不问虚实，不经辨证，盲目地"冬令进补"，自行购买人参、鹿茸、虫草及药店现成的冬令补膏，这是有百弊而无一利的。

乙型肝炎患者睡眠质量不佳，能长期服用安眠药吗？

乙型肝炎患者由于情志不悦，悲观恐惧引起睡眠质量低下，长期处于睡眠差带来的深度疲劳中，甚至陷入心情烦躁，严重者更导致忧郁症。长期服用安眠药，勉强催眠提神，久而久之，就会对药物产生依赖性，而且有些药物具有一定的不良反应，不良反应和肝病交织在一起，会加重病情。

单纯依靠安眠药，不注意精神治疗和生活调摄，往往影响疗效。患者不要轻易踏入安眠药的泥潭，可以尝试回归古人的中药调理方法。中医治病强调辨证求因，审因论治。失眠一证，多因情志所伤、劳逸失度、久病体虚、五志过极、饮食不节等因素所致。"睡眠先睡心"，养心安神、补益心脾，疏肝清热，化痰安神，和胃安神等，治法纷呈。临床常用天王补心丹、归脾丸、龙胆泻肝丸、黄连温胆汤、半夏秫米汤、交泰丸等经典调理方剂，固本清源，提高睡眠效率——花较少的时间，睡出更好的精神状态。

根据"天人合一"的养生之道，人与自然界是同步的，尊重自然，合理作息，至关重要！除了药物治疗外，民间还有"三要素"。一是方位：床的方向南北向，睡眠时体内经脉气血循行走向便与地球的磁力线相一致，体内气血流动畅利，有助于提高睡眠质量。二是睡姿：人右侧睡，有利于胃中食物顺利地进入十二指肠、小肠进行消化吸收，也有利于气体通过降结肠、乙状结肠排出体外。右侧卧时可抱一个枕头，将左腿微屈，膝搁于枕上，右腿稍直，使下肢肌肉放松。三是枕头：枕头不宜太高，太高易使颈部与胸部的角度减小，影响喉头通气。入睡时间最好在晚上9：00~10：00。

睡前可用热水泡脚，并做足底按摩，脚与人体健康息息相关，称之为人体的"第二心脏"，双脚是三阴经的起始点，又是三阳经的终止点。乙型肝炎患者免疫功能低下，气血失衡，泡脚可促使气通血活，阴阳平衡，五脏元真通畅，人即安和。良好的睡眠是最全面的休息，可保养元气，提高机体免疫功能，增强机体的抗病能力。

节制七情，调整心态为何有利于肝病的康复？

中医把喜、怒、忧、思、悲、恐、惊这七种情志的变化称为"七情"。其中怒、喜、悲、思、恐又称为"五志"，五志与五脏关系密切。中国最早的医学著作《内经》中记载"百病生于气也，怒则气上，喜则气缓，悲则气消，恐则气下，惊则气乱，思则气结"，并指出"怒伤肝、喜伤心、思伤脾、悲伤肺、恐伤肾"。说明情绪不稳定，长期过度郁、怒、忧、思，则人易患疾病。美国斯坦福大学做的试验研究发现：人在悲观、生气、失望时机体会分泌一种有害的激素，把这种激素注射进老鼠的体内，几分钟之内，老鼠就一命呜呼！保持良好的心态，做到心情愉悦，能在很大程度上增强人体抵抗疾病的能力，也是患者康复的首要条件之一。

中医认为肝气宜条达舒畅，肝柔则血和，肝郁则气逆。当人发怒时肝失条达，肝气横逆，乙型肝炎患者常感到胁痛，或两胁下发闷不适，或不思饮食、腹痛，甚至出现闷闷不乐、烦躁易怒、头晕目眩、吐血衄血等症状。中医称其为"肝气横逆，克犯脾土"。"怒则气上"，也是诱发食道、胃底静脉破裂出血的重要原因。

故养肝之旨，以"畅达情志，勿怒勿郁"为要法。平时要学会制怒，学会宽恕，学会泄怒。"一种美好的心情比十副良药更能解除生理上的疲惫和痛楚。"（马克思）美国探险家哈利伯顿说："欢乐就是健康，反之忧郁就是病魔。"健康生快乐，快乐生健康，快乐-健康-长寿。伴你一生的是心情，它是你唯一不能被剥夺的财富。保持了心理平衡，就掌握了健康的金钥匙，这些论述对慢性肝炎患者完全适用。

乙型肝炎患者可以进行性生活吗？

许多乙型肝炎患者都常常在担心这样一个问题：性生活会加重病情吗？我们可以像健康人一样进行性生活吗？

中医学认为"肝肾同源"，肝藏血而肾藏精，他们之间存在相互滋生，相互转化的关系。若肾精亏损常导致肝血不足。频繁的房事可致肾虚而出现头晕目眩，耳鸣失眠，对于乙型肝炎患者来说可导致病情反复，甚至加剧。

乙型肝炎患者，在急性期由于肝细胞破坏，出现体力不支，性欲下降，所以在急性期或是慢性乙型肝炎活动期，要停止性生活，减少体力消耗，促进肝细胞恢复，稳定抗病能力。

急性肝炎康复后或慢性肝炎稳定期患者可过有节制的性生活。性生活的频度和时间要自觉控制，一般而言，青年人每周1次，中年人每半月1次为度，性生活以第二天不感到疲乏、腰酸、头晕等症状。

育龄妇女在患病期间要考虑避孕问题，因为带病妊娠对孕妇和胎儿都极为不利，易并发重症肝炎、早产儿和畸形儿。

为什么在肝炎恢复期会出现血清胆红素（SB）、碱性磷酸酶（ALP）、谷氨酰转肽酶（γ-GT）和血清胆汁酸（TBA）的升高？

医学上将SB、ALP、γ-GT、TBA称为胆汁淤积指标。乙型肝炎恢复期，部分患者反复出现以上指标的持续升高，称为"肝内胆汁淤积"，感到肝区胀痛，皮肤瘙痒，严重的导致失眠。ALP升高是胆汁淤积最具特征的标志，通常首先被发现；γ-GT也是特异性指标，上升较缓，但持续时间长；TBA可升至100~200μmol/dl。影像学检查显示：毛细胆管和肝内小胆管内有胆汁沉积，肝内胆管扩张或有钙化灶形成。其发病机制与肝脏亚微结构的破坏，胆红素生成与代谢障碍有关，引起胆汁流动受抑，毛细胆管或胆管内胆汁停滞，甚至胆栓形成。

长期胆汁淤积后，肝脏受到不可逆性损伤，并代偿性增生和纤维化形成，最终演变为肝硬化。目前对本病的治疗尚不理想（包括优思弗、易善复、激素）。本病属于中医学"黄疸"之范畴，"黄疸"有阳黄、阴黄之分，肝内胆汁淤积的本质是从阳黄到阴黄演变过程中的一个特殊病理阶段。《内经》指出"肝主疏泄""肝胆互为表里"；《东医宝鉴》记载"肝之余气泄于胆，聚而为精"，意即肝血充足，气机调畅，则有助于胆汁的排泌。西医学认为，胆汁的形成、分泌与排泄，与肝细胞的正常代谢息息相关。如何疏通肝内微循环，解除局部营养障碍，修复肝细胞，消融胆汁淤滞，是治疗的关键。我们从中医学中寻找新的思路与对策，根据中医"阳和汤"治疗阴性疮疡的理论，即用温散的药物补益气血，托毒排脓，提出和阳解凝治则，振奋阳气，宣通壅滞，柔肝养血，推陈致新，有利于肝细胞的修复与新生。《内经》言"谨守病机……疏其气血，令其条达，而致和平"，强调通过疏通和调节气血，促使肝脏恢复正常的生理功能。这其中蕴含了不破不立，破字当头，立在其中的哲理。

临床研究结果显示：中医注重机体内环境的整体调节，故在胆汁淤积指标降低的同时，肝纤维化标志，病毒复制指标均有相应的改善。我们曾将此法延伸到治疗脂肪肝、药物性肝损伤、自身免疫性肝病等引起的肝内胆汁淤积，同样有一定的疗效。提醒患者，一旦出现肝内胆汁淤积的症状和体征，应及时就诊，采取针对病因的治疗以及中西医治疗措施，防止疾病继续进展。

为什么肝炎恢复期常出现肝脏脂肪浸润？

肝炎恢复期的患者常在复查肝胆 B 超时发现肝脏出现脂肪浸润。目前，对于这种情况下肝细胞发生脂肪变性的机制尚不完全清楚。其原因可能有如下几点。

（1）肝细胞损伤时，由于线粒体功能障碍导致游离脂肪酸（FFA）氧化利用率减少：肝细胞缺血缺氧，致线粒体 β 氧化功能下降；同时由肝细胞合成的载脂蛋白 B（ApoB）、极低密度脂蛋白（VLDL）减少，造成甘油三酯（TG）氧化利用减少，出现转运障碍，而堆积在肝细胞内。

（2）肝细胞脂质合成与排泄失衡：肝炎患者在急性期高热量饮食、高脂高糖饮食，且少运动，致输送入肝的脂肪的合成原料游离脂肪酸（FFA）增多，甘油三酯（TG）合成增加。

治疗上，应以基础病变——病毒性肝炎的处理为主，同时避免过分强调休息和营养，通过调整饮食结构、适量运动和行为干预，以辅助药物治疗。慢性肝炎治疗过程中有体重增加者，要考虑是否合并脂肪肝。对于超重的患者有观点认为应限糖而不限脂肪，理由是糖可刺激肝内脂肪酸合成，而脂肪有抑制脂肪酸合成的作用，但目前尚有争议。目前尚无特效药物，常用易善复等抗氧化药物用于辅助治疗，中医的辨证论治有广阔的治疗前景，收到了一定的疗效，常用的治疗原则有化痰利湿、疏肝活血、健脾益气等。

为什么要重视肝病相关性糖尿病的筛查与防治？

肝脏与糖代谢关系密切，人体吃进去的食物经过消化吸收后转变为葡萄糖被机体利用，多余的不能被马上利用的葡萄糖即在肝脏内酶的作用下转化为肝糖原暂时贮存起来，在下一餐前或空腹状态机体需要时再将肝糖原转化为葡萄糖供机体利用。正常情况下，在肝脏的参与调解下使血糖维持在一个狭小的范围内，即3.9~5.5μmol/L（70~100mg/dl）。当肝脏有病变时，肝脏的这种调节能力降低，可发生糖尿病，称为与肝病相关的糖尿病。

糖尿病患者如血糖持续增高而得不到有效控制，可引起多种并发症或合并症。如糖尿病大血管病变可致心肌梗死、脑梗死，以及肢端坏疽；糖尿病微血管病变可致失明、尿毒症等；糖尿病患者也极易发生感染等合并症，糖尿病的各种并发症会对肝病形成新的挑战，严重者可危及生命。

提醒肝病患者，各种肝病患者患糖尿病的概率明显高于普通人群。肝病患者糖尿病的血糖特点常先以餐后血糖增高为主，病程发展并逐渐出现空腹血糖增高。因此，下列肝病患者，如合并糖尿病高危因素（肥胖、年龄≥40岁、高脂血症、有糖尿病家族史、大量饮酒史），应尽早去医院化验血糖，尤其应重视餐后2小时血糖的筛查，必要时进行葡萄糖耐量试验，糖化血红蛋白测定，以尽早发现糖尿病，防患于未然。具体如：①各型病毒性肝炎，自身免疫性肝炎，药物性肝炎，化学毒物所致的肝炎；②脂肪肝；③酒精性肝病；④肝硬化；⑤原发性或转移性肝癌，尤其是介入治疗后。

肝病合并糖尿病时如何调整饮食？

肝病合并糖尿病时，由于肝病要加强营养，而糖尿病要控制饮食，二者在饮食原则上相矛盾，所以要以肝病饮食为主，兼顾糖尿病饮食。一般可采用高蛋白、高热量饮食，每日总热量控制在2000~2500kcal（1kcal=4185.8J），饮食要营养丰富、新鲜、易于消化，少吃油腻食物，严禁烟酒，最好能在内分泌科医生或营养师指导下制订出营养均衡的个性化食谱。

（1）糖类：糖类的摄入量应适当，占每日总热量的50%~70%（约为400g），我国居民平常以谷类等含淀粉的食物为主，基本能保证糖类的摄入量，无须再过多补充。

（2）蛋白质：正常人每日所需蛋白质约70g，为促进肝细胞再生和修复，肝病患者所需蛋白质稍多一些，但也不是越多越好。每日摄入量以1~1.5g/kg体重为宜（肾脏疾病者，需进一步限制蛋白质的摄入量）。

（3）脂肪：每日可摄入脂肪50~60g，且以植物油为主。

（4）食物的烹饪方式最好采用蒸、煮、焖、烩、熬，忌用油煎、炸、炒；采用少食多餐，一日可进餐多次。

（5）多吃新鲜蔬菜以保证维生素A、B和C等维生素充分摄入，在病情稳定，血糖控制较为理想时，可适量食用含糖量较低的水果。另外，西红柿、黄瓜、菜瓜等的含糖量较低（每100g的含糖量在5g以下），又富含维生素，完全可以代替水果。

总之，肝病合并糖尿病的患者饮食最好做到：合理的饮食量、营养均衡的饮食内容、多样化的饮食类别，尽量减少零食。

乙型肝炎"小三阳"，HBV DNA阴性，且肝功能在正常范围内，肝脏还会继续病变吗？

临床上令许多患者困惑的是，为什么许多乙型肝炎"小三阳"的患者，HBV DNA常年阴性，且肝功能检查基本都在正常范围内，却仍会发展为肝硬化呢？

相关研究发现：许多所谓"小三阳"病毒携带者实际上还是乙型肝炎，尽管他们表面上一如常人。对乙型肝炎"小三阳"，HBV DNA呈阴性且氨基转移酶在正常范围内的"乙型肝炎病毒携带者"，若进行肝组织穿刺活检，会发现这类患者半数以上均存在不同程度的肝细胞炎症反应和肝组织结构改变，纤维化进程并未停止。可见，乙型肝炎"小三阳"，HBV DNA阴性且肝功能在正常范围并不代表肝脏真的"正常"，只是肝脏并未表现出明显的临床症状。同时，也与我们现在所使用检测方法的局限性有关，尚不能完全反映肝脏的真实情况。

众所周知，肝脏具有强大的代偿功能，许多轻微的、隐性的损伤往往能被肝脏所承受和代偿，导致患者没有明显的主观症状，这不仅掩盖了真实的病情，也让我们放松了对病情的警惕，延误了诊治时机。当这种代偿功能由于各种原因（年龄、疾病、药物等）受到破坏的时候，病情往往会加速进展而难以控制。乙型肝炎的慢性化可以导致肝硬化的发生，这通常是个较为漫长的演变过程。肝硬化是肝脏病理学上的诊断，尤其是在肝硬化的代偿阶段，患者不仅可以表现出肝功能在正常范围内，更可以表现出"小三阳"，HBV DNA阴性，甚至只有HBsAg和抗-HBc阳性，B超等影像学检查可看到"肝脏光点增粗或分布欠均匀"等描述，这时只有肝组织活检才能明确诊断，因而容易被忽视。我们建议：乙型肝炎"小三阳"患者，如果氨基转移酶活性虽在正常范围但接近正常值上限，最好做肝穿刺病理检查，以明确肝脏炎症和纤维化的确切进展；若患者实在不愿做穿刺检查，也不要拒绝保肝、抗纤维化的综合治疗。

对于慢性肝炎患者而言，定期复查肝功能、病毒标志物等是十分必要的，但绝不是唯一的指标，更不能以此轻率地判定慢性肝炎的病情进展情况。从慢性肝炎向肝硬化的自然发展过程中必然要经历一个特殊的病理改变阶段——肝纤维化。作为肝硬化的重要病理学基础，肝纤维化指标可以在一定程度上反映出慢性肝病的进展情况，因而也受到越来越广泛的重视。也只有阻断或延缓肝纤维化的发生、发展，才能够治愈慢性肝病。

常服"保肝护肝药"能阻止肝病的慢性化吗？

临床上，经常有患者提出这样的问题："我一直在吃保肝降酶的药物，为什么肝功能还是不正常，最后还发展为肝硬化呢？"这里存在一个认识上的误区，患者错误地认为保肝药不仅可以修复肝损伤还能预防肝硬化，只要氨基转移酶控制好了，肝病就好了。这种错误的认识导致了许多患者常常自行购买保肝护肝药物服用，而放弃了正规的治疗，危害不浅！

"保肝护肝药"，是指能够改善肝脏功能，促进肝细胞再生，增强肝脏解毒能力的药物，可以缓解肝脏的炎症反应，减少肝细胞的坏死，减轻患者的自觉症状，从而改善肝功能的状况。需要指出的是这类药物的应用只是慢性肝病综合治疗中的一个辅助部分。而降酶药的使用也只是针对部分慢性肝病氨基转移酶过度增高的应急措施，并非是针对病因的"治本"方法。长期应用保肝降酶药有时只会掩盖真实病情，贻误治疗时机。因而，仅常服"保肝护肝药"是不能阻止肝病的慢性化发展！真正有效控制肝病慢性化发展的策略是针对病因的抗病毒治疗和针对肝硬化基础病变的抗纤维化治疗的相互结合。

肝脏炎症是机体免疫系统攻击乙型肝炎病毒所造成的免疫损伤，氨基转移酶的高低只是炎症活动度的标志，肝脏组织的"内在"损伤主要表现为"肝纤维化"。"肝纤维化"是肝脏对损伤的修复反应，就像皮肤破损后留下的"瘢痕"一样，微细的"瘢痕"日积月累，结局就是无功能的纤维组织取代了正常的肝脏组织，肝实质细胞越来越少，肝脏逐渐变硬失去功能，即肝纤维化发展到一定程度就是肝硬化了。所以，单单长期服用各种"保肝护肝药"，无法到达防治肝硬化的目的。有效的抗肝纤维化才是"治本"的措施，故对抗慢性肝病，规范治疗是关键。美国的汉斯·鲍勃留给我们一句名言："谁能预防或减轻肝纤维化，谁就能医治大多数的慢性肝病。"

告知肝病患者，"是药三分毒"，药物都有一定的毒性反应，保肝护肝药也有严谨的适应证，必须在医生的指导下合理使用。

影响乙型肝炎预后的因素有哪些？

急性乙型肝炎90%以上在6个月内可完全治愈，预后良好，仅有10%会转变为慢性；慢性乙型肝炎患者中约10%发生肝硬化，极少数最终演变成原发性肝癌。影响乙型肝炎预后的因素有如下几点。

（1）病情的轻重：一般急慢性乙型肝炎，肝细胞实质性损害不重，不会出现肝细胞大量的坏死，经休息、合理用药治疗后，多能治愈；亚急性或急性重型肝炎，肝脏损害严重，肝细胞坏死并广泛溶解，并发症多，病死率高。

（2）是否伴有其他疾病：肝炎合并有其他疾病，如胆管感染、溃疡病、糖尿病、肾病等，预后较差。若重叠感染多种肝炎病毒，则病情加重，病程缠绵，最终可导致重症肝炎或慢性肝病。

（3）机体的免疫功能：患者免疫功能健全，病毒易于清除，病情恢复较好。小儿和老年人免疫功能不全或低下，血液循环中T淋巴细胞绝对值减少，病毒不能被完全清除而产生免疫耐受，转变为慢性肝炎或成为慢性病毒携带者。

（4）性别和年龄：男性比女性更容易发生慢性化的病情，预后较差；

青壮年恢复较快，而婴幼儿和老年人恢复较慢，常转变成慢性。

（5）妊娠：妊娠期尤其妊娠晚期合并乙型肝炎，或同时合并妊娠高血压综合征者，病死率高。

（6）治疗时机：乙型肝炎发现越早、治疗越及时则肝损伤越容易恢复，预后良好；相反则预后较差，多演变为慢性病变。

（7）病毒载量：病毒载量HBV DNA是影响预后的独立危险因素，是决定传染性强弱的决定因素。

（8）其他：过劳、饮酒、滥用药物、手术创伤、营养不良等均对肝炎的预后有不良影响。

引起乙型肝炎复发的因素有哪些？

慢性乙型肝炎常常反复发作，而每一次发作都会加重已有的肝脏病变，日常生活中恰当地安排好生活起居，减少肝病的反复发作，对肝病患者而言至关重要。可归纳为以下几个方面，以供参考。

（1）过度劳累：包括脑力和体力的过劳。约有3/4的患者是因此而导致复发。在乙型肝炎的恢复期，过早活动，劳累过度，或者性生活无节制，或是由于出差、生活不规律，都会延缓肝细胞的修复。尤其是脑力劳动，很多患者只注重减少体力活动，却不知道脑力劳动同体力劳动一样，都需要付出大量的能量，会给机体的恢复带来沉重的负担。

（2）饮食不当：大量饮酒，大鱼大肉，膏粱厚味，损伤脾胃消化、吸收功能，增加肝脏负担。吸烟也可以降低人体的免疫功能，减弱人体对乙型肝炎病毒的监控，增加乙型肝炎复发的概率。

（3）滥用药物：未经医生指导，服用对肝脏有损伤的药物均可引起肝病的再次发作。许多患者乐于购买各种保健品和保肝药物来增加身体的抗病能力，殊不知，没有医生的指导，盲目服用这些物品，只会适得其反。

（4）其他疾病诱发：现已发现感冒可诱发多种疾病，感冒时机体免疫功能下降，乙型肝炎病毒失去监控、复制活跃，引起病情反复。重叠糖尿病时，若血糖控制不理想，则扰乱体内代谢，机体功能失衡，导致肝病迁延不愈。

（5）季节因素：季节的变更，是诱发肝炎发作的重要因素。一般而言，春夏是肝炎的高发季节，而秋冬相对而言发病较少，因此，肝病患者在季节变更的时候要注意防寒保暖，更要定期复查，及时治疗。

（6）治疗情况：在抗病毒治疗中，乙型肝炎有可能复发，如HBV重新复制，肝功能异常，所以必须根据医师建议合理使用抗病毒药物，切勿自作主张，不规则或滥用药物，这一点十分重要。

预防篇

◆ 为什么要强调乙型肝炎的预防？其意义在哪里？

◆ 怎样正确接种乙型肝炎疫苗？

◆ 接种了乙型肝炎疫苗后就不会再得肝炎了吗？

◆ 接触了乙型肝炎患者怎么办？

◆ 杀灭乙型肝炎病毒的常用方法有哪些？

◆ ……

为什么要强调乙型肝炎的预防？其意义在哪里？

乙型肝炎由乙型肝炎病毒引起，呈世界性分布。我国是世界上乙型肝炎感染最严重的国家，属于高地方性流行区，13亿人口中约有9300万为乙型肝炎病毒携带者，占全世界的1/4。在我国儿童是乙型肝炎的主要感染者，严重影响了国民身体素质。乙型肝炎是具有慢性携带状态的传染病，临床表现多样化，可出现厌食、恶心、呕吐、腹胀、腹泻、乏力、头晕、失眠、肝区不适、肝肿大压痛等诸多症状，且容易发展为慢性肝炎和肝硬化，少数病例可发展为原发性肝癌，是当前危害我国人民健康最严重的传染病之一。乙型肝炎虽是一种危害严重的传染病，成人、儿童普遍易感，但是可以预防。只要每个人都掌握预防乙型肝炎的知识并认真去做，就可以把乙型肝炎感染的危害降到最低限度。根据国内外防治乙型肝炎的经验，采取以切断传播途径和合理使用乙型肝炎疫苗为主的综合性预防措施，收效最大。首先加强对乙型肝炎患者、乙型肝炎表面抗原携带者及献血人员的管理；其次要切断传播途径，孕妇要做产前检查、防止创伤，新生儿用乙型肝炎疫苗和乙型肝炎免疫球蛋白或单用乙型肝炎疫苗加以阻断；医院要严格隔离、实行专科门诊，严格消毒，采用一人一针一筒等措施。近年来，我国在研制乙型肝炎血源性和基因工程疫苗方面取得了可喜的成绩，对血源性疫苗进行了大面积阻断母婴传播和婴幼儿免疫策略研究，证明该疫苗安全有效。因此当前注射乙型肝炎疫苗是预防乙型肝炎最经济、最有效、最安全、最可靠的措施，同时提倡使用一次性注射器，以便有效地切断传播途径，有助提高我国全民的身体素质。

结合我国国情，怎样进行乙型肝炎的预防？

乙型肝炎的预防主要包括三方面：控制传染源、切断传播途径、保护易感人群。

（1）乙型肝炎的主要传染源是乙型肝炎患者和乙型肝炎病毒携带者。就我国目前的流行病学调查看，虽然近年来我国乙型肝炎表面抗原的携带率大幅下降（9.75%→7.18%），但仍有9300万的携带者作为乙型肝炎的传染源，不仅数量巨大而且具有流动性较大的特点，切实有效地做好这部分人群的登记管理，是预防乙型肝炎的重要环节。

（2）我国已将乙型肝炎疫苗列入儿童免疫规划，成绩斐然。实行至今，新生儿全程接种率达到90%，5岁以下儿童表面抗原携带率已降低到0.96%的低水平。但是也要看到还有相当多的农村儿童没有接受乙型肝炎疫苗的免疫接种。因此，要继续巩固新生儿的免疫接种，尤其要加强农村地区和流动人口的新生儿免疫接种，让新一代人不再感染乙型肝炎。

（3）要做好乙型肝炎的预防，就要提高全社会对这一问题的认知度。针对我国部分人群知识水平有限，有必要加大宣传教育的力度，普及肝炎防治知识，推行简单易行的消毒隔离措施。

（4）在我国，乙型肝炎有明显的家族聚集现象，这与母婴传播和日常生活的密切接触是分不开的。让群众了解乙型肝炎传播的途径与正确科学的预防方法，增强自我防护意识，自觉做好消毒隔离工作；提倡婚前体检，未感染者及时接种乙型肝炎疫苗；开展孕前普查，合理使用乙型肝炎疫苗和免疫球蛋白，有效降低因亲密接触和母婴传播而导致的HBV感染。

（5）我国公立、私立医疗机构众多，作为乙型肝炎传播的一个重要环节，医源性感染也备受重视。政府部门应监管医疗机构做好对医疗器械、一次性注射用具等医疗物品的消毒处理工作；完善安全注射操作流程，做到一人一针一筒，避免交叉感染；严格管理医疗废弃物的处理流程，防止医疗废弃物流入社会；加强对血液制品从采集到制备全过程的监管，切断乙型肝炎的医源性传播途径。

总之，我国应坚持以政府为主导，多部门合作，全社会参与的预防机制，采取免疫预防为主、防治兼顾的综合措施，优先保护新生儿和重点人群，有效遏制乙型肝炎的高流行状态。至2010年我国乙型肝炎发病率和乙型肝炎表面抗原携带率已有显著下降，并且由乙型肝炎引发的肝硬化和肝癌发生率也显著下降；达到5岁以下儿童乙型肝炎表面抗原携带率降至0.96%；全人群乙型肝炎表面抗原携带率降至7.18%。到2010年，新生儿全程接种率以乡为单位达到了90%以上；人群乙型肝炎防治知识知晓率达到了80%以上；建立健全的从事乙型肝炎防治工作的医疗机构和人员的资质认证和考核制度，并对从事乙型肝炎防治工作的医务人员进行全员培训；

建立完善的乙型肝炎流行病学监测和实验室检测网络。

什么是乙型肝炎疫苗？注射乙型肝炎疫苗在我国有何重要意义？

乙型肝炎疫苗是将乙型肝炎病毒表面抗原经过加工、处理制成的疫苗。常用的乙型肝炎疫苗有乙型肝炎血源疫苗和乙型肝炎基因工程疫苗。乙型肝炎血源性疫苗是从乙型肝炎表面抗原携带者的血清或血浆中，提取表面抗原，再经处理而制成的疫苗。乙型肝炎基因工程疫苗即第二代乙型肝炎疫苗，被认为是最有前途的疫苗。预防乙型肝炎最重要的措施是对易感高危人群，尤其是新生儿进行主动免疫，即推广乙型肝炎疫苗的预防接种。在我国注射乙型肝炎疫苗具有重要意义。

（1）我国属于乙型肝炎病毒感染流行区，一般人群的HBsAg阳性率为7.18%。注射乙型肝炎疫苗使易感高危人群产生对乙型肝炎病毒的抵抗力，从而大大降低我国的乙型肝炎患病率。如我国台湾省推广新生儿疫苗普遍接种后，儿童乙型肝炎病毒表面抗原的携带率已从10%降至2%。

（2）慢性乙型肝炎病毒感染者至成年后易发展成为乙型肝炎、肝硬化和肝衰竭；乙型肝炎病毒感染还是原发性肝细胞癌的重要相关因素，所以大规模新生儿与婴儿免疫是我国控制HBV感染和减少慢性乙型肝炎相关性疾病的最重要措施。

怎样正确接种乙型肝炎疫苗？

乙型肝炎疫苗是预防HBV感染最有效的方法。我国从1992年起将乙型肝炎疫苗列入计划免疫，不仅使儿童乙型肝炎病毒携带人群减少了1900万（我国目前儿童乙型肝炎病毒表面抗原携带率仅为2.42%），而且通过联合使用乙型肝炎免疫球蛋白，有效地阻断了乙型肝炎母婴（垂直）传播（阻断率70%~90%），控制了乙型肝炎的传播与蔓延。

乙型肝炎疫苗的接种对象主要有2类人群：①高危人群，如新生儿、医务人员、经常接触血液的人员、托幼机构工作人员、器官移植患者、血液透析患者、经常接受输血或血液制品者、免疫功能低下者、易发生外伤者、HBsAg阳性者的家庭成员、男同性恋或有多个性伴侣和静脉内注射毒品者、警察局工作人员、消防员等；②重点人群，如在校师生、集体居住的人员、餐饮企业的工作人员、解放军战士等。

接种乙型肝炎疫苗前要检测乙型肝炎病毒标志物（俗称"两对半"）和肝功能。只有肝功能正常，标志物全部阴性或仅抗–HBc低滴度阳性才能够有效地接种乙型肝炎疫苗。

乙型肝炎疫苗全程接种共3针，按照0、1、6个月程序，即接种第1针疫苗后，间隔1及6个月注射第2及第3针疫苗。接种部位为上臂三角肌中部，肌肉注射。

表1　乙型肝炎疫苗的接种剂量

	第一针（0）		第二针（1）		第三针（6）	
	重组酵母	CHO	重组酵母	CHO	重组酵母	CHO
新生儿	5μg	10μg	5μg	10μg	5μg	10μg
成人	20μg	20μg	20μg	20μg	20μg	20μg
儿童补种	5μg	10μg	5μg	10μg	5μg	10μg

注：CHO，中国仓鼠卵母细胞乙型肝炎疫苗；重组酵母，全称为重组酵母乙型肝炎疫苗

特殊的接种人群：①新生儿接种乙型肝炎疫苗越早越好，要求在出生后24小时内接种。新生儿接种部位为大腿前部外侧肌肉内。②对免疫功能低下或免疫无应答者，应增加疫苗的接种剂量和针次；2针免疫程序无应答者可再接种3针，于第2次接种3针乙型肝炎疫苗后1~2个月检测血清中抗–HBs。

乙型肝炎疫苗接种后有抗体应答者的保护效果一般至少可持续12年，因此，一般人群不需要进行抗–HBs监测或加强免疫。但对高危人群可进行抗–HBs监测，如抗–HBs<10mU/ml，可给予加强免疫，再接种乙型肝炎疫苗20μg。

目前乙型肝炎疫苗的主要来源及安全性如何？

乙型肝炎疫苗的主要来源是血源性乙型肝炎疫苗和酵母基因工程乙型肝

炎疫苗，国内目前普遍采用的是血源性乙型肝炎疫苗。由于现在还没有办法人工培养乙型肝炎病毒，所以乙型肝炎疫苗只能用无症状乙型肝炎表面抗原阳性者的血浆提取乙型肝炎表面抗原，经纯化、灭活及加佐剂吸附后制成，流行病学调查显示，我国单用乙型肝炎疫苗阻断母婴传播的保护率为87.80%，结果显示乙型肝炎疫苗的免疫保护是相当满意的，也是非常安全的。

为什么乙型肝炎疫苗要打三针？保护期多长？何时应该注射加强针？

我国目前使用的乙型肝炎疫苗是灭活血源疫苗，仅注射一针不能产生足够的免疫保护作用。研究资料显示，按规定用足三针，可使95%以上的少年和成年人产生免疫力。医学上把第一针和第二针疫苗称为致敏接种，使接种者产生抗体，第三针称加强免疫，使产生的抗体效价更高，预防效果更为持久，所以乙型肝炎疫苗要打三针。我们国家比较早的时候试过各式各样的疫苗，最后得出结论，注射三针的免疫程序是最好的。经过间隔一段时间的接种，使抗体产生的水平足够高，才能够保护住个体不受感染。疫苗剂量越大，产生的抗体水平越高。10个国际单位可以达到保护水平，10个以下就没有保护力了。婴儿出生24小时内接种了乙型肝炎疫苗可获得终生免疫（即终生起保护作用）。除此以外，接种乙型肝炎疫苗三针以后，一般可维持5年左右的免疫（保护）作用。4~5年需要复查乙型肝炎"两对半"检测，如乙肝表面抗体转阴或滴度下降，则加强一次注射剂量，成人20~30μg，儿童10~20μg；如果此时肝病毒抗体滴度下降或者完全消失，就要重新接种3支乙型肝炎疫苗，使机体重新产生乙型肝炎病毒抗体。一般认为接种疫苗产生的抗体，免疫力能维持12~20年，如有必要也可加强注射一次。最好是在接种后每年检测一次血清表面抗体以了解机体是否还有较强的乙型肝炎免疫力。

接种了乙型肝炎疫苗后就不会再得肝炎了吗？

乙型肝炎疫苗作为一种主动免疫措施，其接种后的免疫率是很高的。

据统计，一般人群在乙型肝炎疫苗全程接种后，95%都可产生足够量的乙型肝炎表面抗体，对乙型肝炎病毒产生免疫力，在一段时期内是不会再因传染而患乙型肝炎的。

正常情况下，疫苗接种后的抗体水平可维持12年左右。但是随着时间的延长，人体对乙型肝炎疫苗的免疫记忆逐渐下降，产生的表面抗体量逐渐减少，被HBV感染的概率也就逐渐增加。调查发现，疫苗接种9年之后有6.5%的人体内已经没有免疫记忆了；在母亲为"大三阳"的家庭中，即使子女完成了全程的免疫接种，10年后其中仍有10.8%的子女感染了乙型肝炎病毒，所以有专家建议免疫后3年加强接种1次为好。

研究显示，约5%的人在接种后并未产生抗体或抗体滴度十分低下。这可能主要是由于这部分人群的自身免疫功能较差，接种疫苗后无法刺激机体产生抗体；或因接种疫苗的剂量较小，不足以激活自身免疫系统产生抗体。

此外，乙型肝炎疫苗并不能阻止变异株HBV的感染。由于乙型肝炎病毒具有极强的适应能力，常常随环境、药物等因素的变化而产生自身的变异，而乙型肝炎疫苗对这部分变异病毒并没有免疫记忆，因而不能起到防护作用。

接种疫苗后，虽然可以保护机体不被乙型肝炎病毒感染，但若一次性接触的病毒量较多，如输入含HBV DNA的血液，还是会被感染的。

所以，接种了乙型肝炎疫苗后，并不能完全确保不再感染乙型肝炎病毒，正确的做法是定期检测乙肝表面抗体的滴度，及时给予加强接种，同时养成良好的卫生习惯，做好乙型肝炎的预防工作。

为什么有些人注射乙型肝炎疫苗后没有产生乙型肝炎表面抗体？

完整注射了乙型肝炎疫苗却没有产生抗，可能存在的有几个原因。

（1）乙型肝炎疫苗的剂量不足。

（2）乙型肝炎疫苗质量不佳或保存不当失效。

（3）乙型肝炎疫苗注射操作不规范。

（4）还有少数人在排除了以上几种情况后，经过大剂量反复乙型肝炎疫苗接种仍不能产生表面抗体。这种情况要除外是否有潜在的乙型肝炎病毒感染，应该进行乙型肝炎病毒脱氧核糖核酸（HBV DNA）检测，如果此项指标为阳性，则说明该患为乙型肝炎病毒携带者，或者是乙型肝炎患者。

（5）有些人注射疫苗不会产生抗体是因为人群中存在个体差异，有百分之十几的人群即使注射再多的疫苗也不会产生抗体，注射疫苗后不产生抗体的原因比较复杂，大概有以下几种情况。

①检测方法不精确：实际已产生抗体，但因检测方法不精确而致结果阴性。这时应当用最灵敏的检测方法，如酶联免疫法或放射免疫法来重新检测。

②免疫反应太弱：机体对疫苗的免疫反应太弱，只产生微量抗体，以至用先进的检测方法仍未能发现表面抗体的踪迹。这时可加大乙型肝炎疫苗的剂量（每次 $10\mu g$），每月注射1次，共3次。同时，注射乙型肝炎疫苗合用其他免疫刺激药物，如猪苓多糖、卡介苗等，被认为可以提高免疫效果。

③已发生隐匿性感染：如按规定时间接种后仍不产生表面抗体，则可应用 PCR（体外核酸扩增技术）方法检测被接种者血清中的乙型肝炎病毒核酸（HBV DNA）。因为，有少数患者实际上已感染了乙型肝炎病毒，但其乙型肝炎表面抗原（HBsAg）的产量很少，用现有的检测方法查不出来，或者乙型肝炎病毒已经发生变异，与普通试剂不发生反应。另外还可能有其他原因，这些患者虽然已感染了乙型肝炎病毒，但不产生免疫反应而机体呈免疫耐受状态，在这种情况下，再注射乙型肝炎疫苗，也不会产生表面抗体。或可检测其他肝病病毒标志物，如核心抗体（抗–HBc）、e抗体、e抗原等是否为阳性。如果为阳性则说明机体感染了病毒，在这种情况下，再注射乙型肝炎疫苗也可能不会产生抗–HBs。一般来说注射2~3次整个程序（3针）的疫苗仍没有产生抗体，那再打也没什么意义了。

接触乙型肝炎患者血液后应如何处理和随访？

对经皮肤（针刺、咬伤、裂伤）或黏膜（眼结膜或黏膜）接触乙型肝炎患者血液的意外事故，首先要搞清接触的血液的乙型肝炎表面抗原和乙型肝炎病毒其他标志物的状况，同时了解接触者的乙型肝炎疫苗接种及免疫应答情况。

（1）对未接种过乙肝疫苗或未完成全程免疫的接触者，应接种乙型肝炎疫苗。如条件允许，接触后应尽早注射单剂乙型肝炎高效价免疫球蛋白，切勿超过24小时；第1针乙型肝炎疫苗可与乙型肝炎免疫球蛋白同时或接触后7天内在不同部位肌注，以后第2针、第3针可在接触后1个月和6个月接种。如果接触者已种过疫苗，但未经全程免疫，应在注射乙型肝炎免疫球蛋白后按免疫程序补上全程免疫。

（2）对接种过乙肝疫苗，并已知乙型肝炎表面抗体应答状况的接触者，应根据其乙型肝炎表面抗体水平而定。如果乙型肝炎表面抗体水平足够可不必处理；水平不够应加强1针疫苗；如初次免疫无应答者应尽早注射乙型肝炎免疫球蛋白和乙型肝炎疫苗各1针。

（3）对已接种过乙肝疫苗，但不知乙型肝炎表面抗体应答状况者，应立即检测乙型肝炎表面抗体后，按（2）处理。

哪类人群、何时需要注射乙型肝炎免疫球蛋白？

（1）阻断母婴传播：乙型肝炎表面抗原阳性（HBsAg阳性）孕妇从产前3个月起，每月注射一次，每次剂量200~400IU。母亲HBsAg阳性的新生儿，应在出生后24小时内尽早注射乙型肝炎免疫球蛋白（HBIG），最好在出生后12小时内，剂量应≥100 IU，同时在不同部位接种10μg重组酵母或20μg中国仓鼠卵母细胞（CHO）乙型肝炎疫苗，可显著提高阻断母婴传播的效果；也可在出生后12小时内先注射1针HBIG，1个月后再注射第2针HBIG，并同时在不同部位接种一针10μg重组酵母或20μg CHO乙型肝炎疫苗，间隔1和6个月分别接种第2和第3针乙型肝炎疫苗（各10μg重组酵母或20μg CHO乙型肝炎疫苗）。

（2）预防特殊情况下的乙型肝炎病毒感染：乙型肝炎易感者在某种场合意外地遇到乙型肝炎病毒感染的危险时，可以单独使用乙型肝炎免疫球蛋白。例如，医生、护士和检验人员等在给乙型肝炎表面抗原携带者做治疗、护理或取血检验过程中，不慎手指被针尖刺破，或被手术刀割伤，患者带有乙型肝炎病毒的血液或体液就可以通过皮肤创伤进入上述人员的体内。在这种情况下，可按照以下方法处理：首先，立即检测血清HBsAg、抗–HBs、ALT等，并在3和6个月内复查；然后，主动和被动免疫如已接种过乙型肝炎疫苗，且已知抗–HBs ≥ 10 mIU/ml 者，可不进行特殊处理。如未接种过乙型肝炎疫苗，或虽接种过乙型肝炎疫苗，但抗–HBs<10 mIU/ml 或抗–HBs 水平不详，应立即注射 HBIG 200~400 IU，并同时在不同部位接种一针乙型肝炎疫苗（20μg），于1 和6 个月后分别接种第2 和第3 针乙型肝炎疫苗（各20μg）。

（3）HBV密切接触者，如乙肝患者的配偶及家庭成员等。

怎样早期发现乙型肝炎病毒感染？

早期发现乙型肝炎病毒感染可以通过以下几个方面实现。

（1）近半个月到6个月内曾与乙型肝炎患者密切接触，或输过血、白蛋白等，或有过不洁性接触，或用过消毒不严格的注射器，接受过纹身、拔牙和手术等，即存在被感染的途径。

（2）近日来有乏力、食欲减退、恶心、呕吐、厌油腻、腹胀、肝区疼痛、小便黄赤等症状时，需进行相关检查，排除乙型肝炎病毒感染。

（3）对于有条件的单位和个人，每年体检时，常规加入肝功能和乙型肝炎病毒五项指标（俗称"两对半"）检查，如果肝功异常（血清氨基转移酶和胆红素升高等）、病毒指标为阳性（"两对半"中的表面抗原或e抗原或核心抗体阳性）时，则基本可定为乙型肝炎。如果肝功能正常，乙型肝炎病毒指标为阳性，则主要考虑为乙型肝炎病毒携带者。如果肝功能异常，乙型肝炎病毒指标全部为阴性，则要考虑其他肝炎的可能（如酒精性肝炎、药物性肝炎、丙型肝炎等）。如果肝功能正常，乙型肝炎病毒指标全部为阴性，则可排除乙型肝炎。

（4）常见症状尚需警惕，乙型肝炎病毒携带者如果病毒在肝细胞内复制活跃，肝功能受损，则可以出现临床症状。常见症状有：全身疲乏无力，头昏，口干、口苦、食欲减退、恶心、厌油腻，右上腹不适、隐隐作痛，腹泻。患者有时会有低热，严重的患者可能出现黄疸（皮肤发黄、小便黄如浓茶色、眼睛发黄等）。有些症状可以出现在很多病种中，常常被当成其他疾病而延误病情。故在出现相关症状时，要及时做肝功能和病原学检查，不要轻易认为疲乏、发热都是因感冒而引起的；食欲减退、上腹不适都是由胃病而引起的，或认为是神经衰弱、胃肠炎等。如果延误治疗，少数患者会发展成为重症肝炎，表现为肝功能损害急剧加重，直到衰竭，同时伴有肾功能衰竭等多脏器功能损害，患者会出现持续加重的黄疸、少尿、无尿、腹水、意识模糊、谵妄、昏迷等危重情况。

哪些是乙型肝炎的易感人群？

小孩肝脏相对成人来说，血供丰富，肝细胞再生能力强，但免疫系统不成熟，对入侵的肝炎病毒不能及时清除，且容易产生免疫耐受。因此，婴幼儿感染乙型肝炎后容易成为慢性携带者，尤其是有肝炎家族史的小孩。孕妇比一般妇女更易患病毒性肝炎，其主要原因是妊娠后胎儿生长发育所需的大量营养全靠母体供应，造成孕妇的肝脏负担加重，抗病能力也随之明显下降。老年人身体各内脏器官的功能都会发生退化，其中肝脏改变亦很明显。首先，是肝血流量减少，肝脏吸收营养、代谢物质和清除毒素的能力也相应减退；其次，是肝细胞出现不同程度的老化，肝脏损伤后，肝脏的恢复能力下降。同时全身免疫功能下降，因此，老年人也是乙型肝炎的易感人群。喜欢在路边卫生条件不好的小店就餐的人，以及因病需要输血或血制品的人，性生活开放的人常易患乙型肝炎。另外，长期嗜酒者，可导致肝损伤，极易引起酒精性脂肪肝、酒精性肝炎，甚至于酒精性肝硬化。因肝脏是酒精代谢的主要器官，长期酗酒可导致脂肪浸润、肝细胞炎症、变性，引起肝功能异常。总之，乙型肝炎的发生与预后原因很多，增强体质与免疫力是防治乙型肝炎的关键所在。一部分是新生儿、学龄前儿童，尤其是母亲在妊娠期间为病毒携带者的新生儿，另一部分是危险人群，包括接触乙型肝炎患者的医护人员，直接接触血液、分泌物的医护人员，乙型肝炎患者和乙型肝炎病毒携带者的配偶、家庭成员或密切接触者。

乙型肝炎患者如何做好个人防护？

所有体内带有乙型肝炎病毒的人（无症状的乙型肝炎病毒携带者以及

乙型肝炎患者）都能将乙型肝炎病毒传染给他人，在人群之间只有传染性强弱的区别，不存在有无传染性的区别。我国是乙型肝炎大国，不主张对携带者及慢性患者采取隔离、分居、分餐、禁止入学、禁止工作等带有歧视性的行为。生活中做到平衡饮食、戒酒限烟、调整心态、合理安排作息时间、避免过度劳累、慎用药物、定期随访等，将有助于保持较好的身体状态，减少疾病复发。做好个人防护的关键是接种乙型肝炎疫苗。目前，我国已将乙型肝炎疫苗纳入计划免疫程序，以新生儿、学龄前儿童为主要对象。接种疫苗是最有效的预防措施。

怎样预防乙型肝炎的医源性传播？

凡是由于接受医学检查或治疗后而传染上乙型肝炎的，称为乙型肝炎的医源性传播。如医疗器械被乙型肝炎病毒污染后消毒不彻底或处理不当，可引起传播；共用1个注射器对几个人预防注射时亦是医源性传播的途径之一；血液透析患者常是乙型肝炎传播的对象；另外，拔牙用具及其他创伤医疗器消毒不严也可造成疾病传播。预防应严格执行医疗制度，增强无菌观，实行一人一针一用一消毒，是预防乙型肝炎经医源性传播的关键。同时，注射乙型肝炎疫苗使易感高危人群产生对乙型肝炎病毒的抵抗力也是非常重要的。

HBsAg 阳性人群需定期做哪些检查？

HBsAg阳性人群，每半年到一年应进行一次相关检查。检查内容包括体格检查、肝功能、B超（肝脏、脾脏）等；40岁以上者还应检查甲胎球蛋白（AFP），以便及时发现病情变化，及早采取相应的治疗措施。

接触了乙型肝炎患者怎么办？

首先，应立即到专科医院进行体格检查，并检查肝功能、B超、"两对半"，必要时还需检查血清HBV DNA定量。医生可根据过去有无乙型肝炎接触史、血制品使用史、结合检查结果来判断感染者是急性还是慢性肝炎，还是乙型肝炎病毒携带者。肝炎患者出现肝功能异常特别是氨基转移酶升高肝脏处于炎症活动状态，需要适当的休息及综合治疗保肝、降酶、调整免疫力功能及抗病毒、抗纤维化治疗。如感染者虽然"两对半"检查可能是"大三阳"或"小三阳"，但肝功能一直是正常的，称之为乙型肝炎病毒携带者。这是因为机体清除病毒的免疫细胞对病毒不产生免疫反应，机体与病毒长期"共存"，此时肝组织也会有不同程度的损害，但由于肝脏代偿能力强，则不表现症状，肝功能也未见异常。当感染者到成年，机体免疫功能渐渐发育成熟，足以打破这种"共存"局面，机体免疫细胞就攻击肝细胞内病毒，可引起氨基转移酶升高等肝功能变化，此时医生就诊断为慢性肝炎，给予综合治疗。多数患者治疗后肝损害渐渐恢复，部分患者反复发作，在若干年后进展为肝硬化。对乙型肝炎病毒携带者，不要着急用药，因为目前国内外、中西医治疗乙型肝炎病毒携带者效果都不理想，但要定期检查。当然，当出现经过休息体力不能恢复，甚至出现食欲不振、厌油、恶心等消化症状，应立即就医。同时，家庭中其他成员应立即检查"两对半"，如已出现抗-HBs阳性，而以往未注射过乙型肝炎疫苗者，说明已接触过乙型肝炎病毒且产生抗体，这种抗体往往量不足，最好再补打一针10μg的乙型肝炎疫苗，如果两对半全是阴性或仅为抗-HBc阳性者，应立即到医院注射乙型肝炎疫苗（在0、1、6个月各1次），如已是乙肝表面抗原阳性或"大三阳""小三阳"说明也已经感染，则不必打乙型肝炎疫苗。

肥胖或合并脂肪肝的乙型肝炎患者有哪些危害？需要如何调摄？

肥胖现已成为慢性肝病的首要病因，并为病毒性肝炎、酒精性肝病以及药物和中毒性肝病的重要帮凶，肥胖为酒精性肝硬化和隐匿性肝硬化并发肝癌的重要危险因素，肥胖及其伴随的脂肪肝可促进乙型肝炎肝纤维化的进展，并影响干扰素对慢性乙型肝炎的抗病毒治疗的效果，使肝硬化和肝癌的发生率增高。所以，身材肥胖的乙型肝炎患者，治疗疾病的同时需考虑减肥治疗，特别是在抗病毒药物治疗无效时。减肥对病毒性肝炎的防治有积极的影响，对于慢性乙型肝炎病毒感染者合并肥胖性脂肪肝，减肥可使脂肪肝逆转和氨基转移酶复常；而且减肥和抗病毒治疗应齐头并进，只有这样才能提高抗病毒治疗的效果，增加"病毒转阴率"。减肥方法主要有节制饮食、增加运动、修正不良行为以及服用减肥药物、减肥手术和极低热量饮食，其中前三种方法为基本的治疗措施，需终生坚持，多数患者仅通过改变生活方式的基础治疗就可达到减肥和防治肝病的目的。减肥药物仅起辅助治疗作用，其对肥胖性肝病的治疗效果和安全性尚待考证，目前主要用于治疗中重度肥胖特别是合并血脂、血糖、血压增高者；胃成形减肥手术仅适用于少数重度肥胖症患者；极低热量饮食（即饥饿疗法）因不良反应大，一般不主张用于肝病患者。肥胖症的饮食治疗包括三大方面：首先是控制总的热量摄入即"不能吃饱"，肥胖是由于摄入食物产生的能量超过机体消耗量从而导致体内脂肪积聚过多所致，只有减少进食总量，使体内能量保持"负平衡"，即进食产生的能量小于机体消耗的能量才能使体重下降。如果肥胖成人将每日热量摄入比维持现有体重所需摄入量减少两至三成（500~1000kcal），则每周体重可减轻0.5kg。其次为调整饮食结构，即"不能吃好"，食物多样化，肥胖相关性肝病患者可食用瘦肉、鱼类、蛋清以及豆制品以提供蛋白质，尽量不吃含高脂肪的肥肉；糖主要由米、面等主食提供；此外，应适当食用水果、蔬菜以提供维生素等。最后为合理分配一日三餐即"不能乱吃"，重点要控制晚餐，减少应酬和夜宵，不吃零食和甜食，做到"早吃饱、中吃好、晚吃少"。另外，对于肥胖者增加运动比节食减肥更为重要，因前者可有效减少腹部内脏脂肪和显著改善胰岛素抵抗。体育锻炼能增加能量消耗，促进脂肪组织分解，从而达到减肥目的。但运动要适当、合理，在医生指导下进行。建议中青年人每周中等强度的有氧运动时间不少于150分钟，如此锻炼每天可消耗热量300kcal，4个月内体重即可下降4.5kg。对于都市居民而言，最佳运动方式为大步快走，每次至少走3000m；最佳运动时间段为下午或晚饭以后；每次运动持续30~45分钟以上，每周坚持3~5次，并与饮食疗法相结合。

乙型肝炎患者应如何制定体育锻炼计划？

从原则上讲，所有患者都应该参加体育锻炼，乙型肝炎患者当然也不例外。乙型肝炎是一种由传染因子（病毒）感染造成的传染病，乙型肝炎的慢性化是机体免疫功能不强或免疫缺陷造成的，通过体育锻炼增强机体的免疫力以后，可以对病毒产生较强的抑制作用，减少其复制，甚至有可能将其全部清除。乙型肝炎患者在进行体育锻炼时应循序渐进，适可而止；在锻炼过程中要量力而行，运动量不能太大，一般以不感觉过度疲劳为准，即在运动后感觉疲乏但在稍事休息后即可恢复为适宜运动量。运动方式可因年龄而异，年轻人的运动方式可以是跑步、打羽毛球、乒乓球等，老年人则可以走路、慢跑、打太极拳等。病毒性肝炎的不同阶段亦应有相应的合理运动锻炼方法。

（1）急性肝炎：无论哪一型肝炎（包括慢性肝炎的急性发作期），尤其有黄疸、乏力、消化不良症状明显和肝功能的化验明显异常时应多卧床休息。但随着黄疸消退、精力体力恢复，进食增加时就应当逐渐开始运动锻炼，而不必等到肝功能完全正常。可由床上运动（呼吸操、自我按摩、伸展四肢等）转向下床活动（散步、做操等）。当然，在恢复期的 1~3 个月，甚至更长一点时间应当避免长时间、大运动量的体育运动。

（2）慢性肝炎：绝大多数为慢性乙型肝炎。慢性乙型肝炎病程可长达多年，病情时有反复。患者应根据自己的肝炎类型、症状、肝功能、工作性质、运动习惯、医师建议、运动前后的自我感觉安排运动锻炼，如早晚广播体操、医疗保健操、气功、太极拳、散步等。慢性迁延型乙型肝炎由于病情轻，甚至无症状，只是肝功能有些异常（多为氨基转移酶升高），运动范围更可放宽，短时间慢跑，打乒乓球、羽毛球，骑车，游泳等均可。运动能减少疾病危险因素，增强康复信心，提高免疫力，有利于顽固性肝功能异常者趋于正常。

（3）重症肝炎：即使是重症肝炎，过分强调绝对卧床休息也不科学。长久昏迷重症肝炎者则应由陪护亲人或医护人员做被动运动，如按摩、推拿、揉捏、压穴和翻身等。要充分认识到运动是机体的自身需要。总之，患者要在充分了解自己病情的前提下，掌握好运动的强度和时间，选择自己喜爱的项目，从小运动量开始，循序渐进，随时调整。同时乙型肝炎患者要记住自己是个慢性病患者，一些重体力劳动、运动量大的活动、过度熬夜等应尽量避免，但同时也更应增强抗病的信心和勇气，性格要开朗，在惬意的生活中战胜疾病。

乙型肝炎患者日常饮食应注意哪些方面？

　　乙型肝炎患者日常饮食一般来说应是新鲜、易消化、富含营养的，食物中应含有一定数量的蛋白质、碳水化合物和维生素B、C。对肝炎患者的营养治疗应强调高蛋白、高碳水化合物、高维生素、低脂肪食品；多饮水，多食用新鲜蔬菜瓜果。可少食多餐，饥饱适度，切忌暴饮暴食。避免食用辛辣、有刺激性食物及煎炸食品，甜食不宜多食，生硬食品也不宜食用。需防营养过度导致脂肪肝，应限制高脂肪及高胆固醇的食物，如皮蛋黄、鸡蛋黄、鸭蛋黄、猪脑、牛脑、猪肝、羊肝、鳗鱼等。严禁饮酒，乙醇对肝脏有损伤作用，可引起一系列的代谢变化，如高尿酸血症、低血糖症、酸中毒、脂肪泻和高脂血症，加剧了肝脏的代谢紊乱，加重了肝细胞病变，进而可形成酒精性脂肪肝、酒精性肝炎和酒精性肝硬化。酒精中毒又可造成人体细胞免疫功能低下，影响机体对乙型肝炎病毒的清除能力，使疾病迁延不愈，发展成慢性肝炎和肝炎后肝硬化。酒精还可能是一种辅助致癌物质，若再有乙型肝炎病毒感染，可能导致肝细胞癌。肝病常用单味食物有粳米、小麦、粟米、甘薯、山药、薏苡仁、菜油、麻油、绿豆、赤小豆、豆浆、青菜、芹菜、荠菜、卷心菜、大白菜、菠菜、番茄、胡萝卜、茭白、莴苣、藕、蘑菇、木耳、银耳、荸荠、甘蔗、西瓜、冬瓜等。

　　（1）急性乙型肝炎患者的饮食：应该以清淡为主，并保持足够的热量，患者每天蛋白质的摄入量争取达到1~1.5g/kg，适当补充维生素B和维生素C。如果患者进食量过少，可以静脉补充葡萄糖及维生素C，不提倡吃高糖和低脂肪的食物。有恶心、厌油症状明显的患者，饮食宜进清淡流质和软食，可用薏苡仁、赤小豆、绿豆煮粥或熬汤食用，具有清热、利湿、健脾的作用，还有助于退黄。对头身困重、胸脘痞满，湿重于热的患者，饮食以清淡蔬菜为宜，多吃水果，少食甜食及糖类，以免助湿困脾。

　　（2）慢性乙型肝炎患者的饮食：应该以清淡、易消化的食物为主，适当注意自己的口味，不宜强求多食，每餐以八分饱为宜，尽量减少不必要的零食。在进食高蛋白质、高维生素类食物，碳水化合物摄取要适量，不可过多，以免发生脂肪肝。

（3）重型乙型肝炎患者的饮食：以清淡为主，少吃多餐，以患者乐于接受为宜，可静脉滴注10%~25%葡萄糖溶液，补充足量维生素B、C及K。恢复期要避免过食，绝对禁酒，不饮含酒精的饮料、营养品及药物。同时，应绝对卧床休息，密切观察病情。

如何预防乙型肝炎复发？

从理论上讲，乙型肝炎停药后的复发难以完全避免。但从临床上看，采取正确的措施，完全可以预防或减少乙型肝炎的复发。需遵守以下几点建议。

（1）规范使用抗病毒药物：氨基转移酶（ALT）升高达正常值上限2倍以上的慢性乙型肝炎患者，如检查HBV DNA为阳性，就应进行抗病毒治疗。如只应用"保肝""护肝"药物，虽然可能一时缓解症状，氨基转移酶也可以降为正常，但会很快复发。抗病毒药物一定要在专科医师指导下使用，不可半途而废，不可随便停药。只要病毒得到有效控制，病情完全可以获得长期的稳定。

（2）慎用或禁用有肝毒性的药物：不要轻信"游医""秘方"，有些中草药对肝脏的损害极大，服用这些"秘方"、草药后，常会导致乙型肝炎的复发，甚至是重型肝炎的发生。一定要在正规医院的专科医师指导下治疗乙型肝炎，规范、合理地使用护肝药物。合并有其他疾病需要治疗时，应慎用或换用对肝脏毒性小的药物，并同时加用有护肝功效的药物。

（3）规律的生活、饮食：日常生活中，注意劳逸结合，避免过劳与熬夜；对工作、生活保持乐观情绪；戒酒，适当清淡饮食，注意饮食卫生；避免感冒等其他疾病的发生。

（4）定期体检：乙型肝炎的复发往往是"悄悄地"到来，很容易被忽视。因此病情稳定的患者应定期进行肝功能、乙型肝炎病毒标志物、甲胎蛋白（AFP）、B超等检查。当自我感觉乏力、厌食、厌油、尿黄等不适时应及时找专科医师就诊。出现复发后不必恐慌，及时再治疗仍可收到良效。

乙型肝炎患者使用过的物品应如何消毒?

HBV 的抵抗力较强,煮沸10分钟或高压蒸气均可灭活HBV。含氯制剂、环氧乙烷、戊二醛、过氧乙酸和碘伏等也有较好的灭活效果。其中高压蒸气是杀灭乙型肝炎病毒较简便易行,又完全彻底的方法。但很多物品、器材经不起高压蒸气消毒,世界卫生组织推荐用戊二醛消毒被污染的器械,它对金属无腐蚀作用,对电镜、内窥镜的消毒效果满意,缺点是价格昂贵。对不耐高温物品的消毒,特别是疫苗和抗生素等,目前采用 γ 射线、X 射线和电子辐射消毒,这些射线能穿透塑料制品的包装,达到完全杀灭乙型肝炎病毒的目的。目前国内外对纺织品、皮毛、塑料制品、文物、小型精密仪器、内窥镜、监护装置、心脏直视、人工眼球等器材都可采用环氧乙烷蒸气消毒。具体方法如下。

(1)物理消毒法:①高压蒸汽消毒法,采用蒸笼蒸煮或家用高压锅,待鼓起限压阀后20分钟。即可达到杀灭肝炎病毒的效果。②煮沸消毒法,在100℃的温度下煮沸1分钟,就能使乙型肝炎病毒失去活力和传染性,煮沸15~20分钟,可将各型肝炎病毒杀灭。上法是每个家庭最简便易行的消毒方法。对食具、浴巾、衣服消毒较适宜。塑料制品、合成纤维、皮毛制品则不能采用此法。肝炎患者的剩菜剩饭也需用此法消毒后再弃去。③日光暴晒法,凡不能蒸煮的物品,则直接采用本法,一般宜暴晒6小时以上。④焚烧法,患者污染并丢弃的杂物,一次性医护用品、垃圾(包括卫生巾、手纸)等均应焚烧掉,以达到彻底消毒之目的。

(2)化学药物消毒法:①厕所、马桶、垃圾可用浓度为3%的漂白粉或2%氯酸钠消毒液喷洒消毒,便具应浸泡1小时;患者的呕吐物及排泄物应用10%~20%双倍量的漂白粉充分搅拌均匀后放置2小时。②房屋地面、门、窗、家具、玩具、运送工具等,可用浓度为0.2%~0.5%的过氧乙酸(过醋酸)喷雾或抹洗消毒,并按 $0.75\sim1g/m^3$ 的用量喷雾后密闭30分钟熏蒸。也可用作居室和暴露物品表面及空气的消毒。③患者家属接触者的双手可用0.2%过氧乙酸液浸泡2分钟,或用肥皂、流水冲洗数遍。④衣物、被褥、书籍、报纸、化验单、病历、人民币等均可用 $100ml/m^3$ 的福尔马林密闭熏蒸12~24小时。常见市售消毒剂的使用,如优安净(洗消净)、食具333、

84肝炎洗消液等实际上都是含氯消毒剂，可按说明书参考使用。科学试验证明：新洁尔灭、氯己定对乙型肝炎病毒的消毒效果尚不肯定；度米芬、来苏儿、苯酚、米醋、熏醋对乙型肝炎病毒均无作用。

如何阻断母婴（垂直）传播？

母婴（垂直）传播是我国HBV感染的主要途径之一。主要包含3种传播方式。①妊娠期，通过胎盘或生殖细胞引起胎儿的HBV宫内感染，占5%~10%。②分娩时，胎儿接触或吞咽母亲的血液、羊水和分泌物等而感染HBV。③生产后，母亲通过日常生活的亲密接触将HBV传染给新生儿。其中以围生期产道分娩传播最常见。

无论是急慢性肝炎，还是慢性HBV携带的母亲，都可通过母婴（垂直）传播的方式将HBV传染给新生儿。而且孕妇血清中的HBV DNA载量、HBsAg和HBeAg的滴度与母婴传播的概率成正相关，也与孕妇感染HBV的具体时间密切相关。①孕妇血清中HBV DNA载量越高，母婴传播的概率越高。②单纯HBsAg阳性的孕妇，HBsAg滴度越高感染概率越大。③若孕妇为"大三阳"，即HBsAg、HBeAg、抗–HBc阳性，同时HBV DNA阳性，则新生儿约90%会通过母婴感染的途径感染HBV。④若孕妇为"小三阳"，即HBsAg、抗–HBe、抗–HBc阳性，则感染的危险性只有1%~3%。⑤孕妇在妊娠期间感染HBV的时间越晚，婴儿感染HBV的概率越高；妊娠早、中期感染HBV，婴儿很少发生母婴传播，其感染率约为6.2%；而妊娠晚期至产后2个月内感染HBV，婴儿的感染率可提高至70%，且母婴间的传播可延伸至学龄前期，这段时间内主要是由于日常生活的密切接触所致。

目前，采用乙型肝炎免疫球蛋白（HBIG）联合乙型肝炎疫苗对母婴（垂直）传播有很好的阻断效果，有效率达70%~90%。而宫内感染由于HBV已经整合到新生儿的肝细胞之中，现有的被动免疫和主动免疫方案均没有很好阻断效果，同时也是疫苗接种失败的主要原因。具体接种方案如下。

（1）正常新生儿，可按照0、1、6个月的常规接种方法接种乙型肝炎疫苗即可。

（2）若母亲为HBsAg阳性，新生儿应在出生后24小时内尽早注射乙型肝炎免疫球蛋白（HBIG），最好在出生后12小时内，剂量100IU，同时在不同部位接种乙型肝炎疫苗，可显著提高阻断母婴传播的效果。

也可在出生后12小时内先注射1针HBIG，1个月后再注射第2针HBIG，并同时在不同部位接种1针乙型肝炎疫苗，间隔1和6个月后分别接种第2针及第3针乙型肝炎疫苗。

要指出的是，后者虽不如前者方便，但其保护率高于前者。新生儿在出生12小时内注射HBIG和乙型肝炎疫苗后，可接受HBsAg阳性的母亲哺乳。

如何预防乙型肝炎病毒的父婴传播？

对于乙型肝炎的垂直传播，长期以来的关注重点都偏向于母婴传播，随着肝炎研究的不断深入，人们越来越认识到父婴（垂直）传播同母婴传播一样应该受到广泛地重视。

父婴传播的途径主要有2种：一是通过生殖细胞感染子代的直接感染；一是通过感染孕妇。导致子代感染HBV的间接感染方式，以前一种方式为主。

流行病学调查发现，当父亲为乙型肝炎"大三阳"（HBsAg、HBeAg、抗-HBc阳性）时，其子代感染HBV的概率可达85%以上；而即使父亲为"小三阳"（HBsAg、抗-HBe、抗-HBc阳性），这种感染概率也有20%左右。

研究表明，男性的精液和精子中均可检测出乙型肝炎病毒，尤其是在精子头部的胞质内可以明确地检测到乙型肝炎病毒核糖核酸（HBV DNA）。当带有乙型肝炎病毒的精子同卵细胞结合后，乙型肝炎病毒就可以在胚胎细胞中不断地复制增殖，使得子代受到感染；另外，受精时，精子也可将精液中的乙型肝炎病毒直接带入卵细胞，造成子代细胞的感染。

这些都说明，乙型肝炎病毒能够通过父婴（垂直）传播的方式传播的。

由于乙型肝炎病毒的父婴传播主要发生在胚胎形成的最早期，故它对胎儿发育的影响效果和机制尚不清楚，但可以肯定的是，由于免疫耐受机制，父婴传播同母婴传播一样，均可导致新生儿对乙型肝炎病毒产生免疫耐受，极易成为慢性HBV携带者；同时，现有主动和被动免疫的预防方法，对于父婴传播的阻断效果十分有限。目前阻断父婴传播最有效的方法就是孕前干预，对男性乙型肝炎患者进行积极而科学的抗病毒治疗，减少其体内的HBV DNA载量，降低传染性，可显著降低父婴传播发生的概率；而母亲在孕前若能获得乙型肝炎表面抗体，也可在一定程度上减少父婴传播。

中医药有哪些方法有助于防止乙型肝炎复发？

传统中医药在防治乙型肝炎复发中具有重要意义。

（1）辨证论治：中药汤剂为主，制定个体化治疗方案，分别采用清肝利胆、疏肝健脾、滋补肝肾、补气益血等治疗方法。

（2）中成药：针对个体，通过中医辨证，可分别选用龙胆泻肝丸、加味逍遥丸、六味地黄丸、乌鸡白凤丸、护肝片、鸡骨草颗粒、益肝灵片、双虎清肝颗粒、乙型肝炎清热解毒冲剂、茵栀黄注射液、苦参碱注射液、山豆根（肝炎灵）、清开灵注射液等。

（3）针灸推拿及敷贴疗法：辨证取穴，同时根据疾病发展阶段进行治疗，操作时需严格做好消毒隔离。

乙型肝炎患者可以结婚吗？性生活会传染乙型肝炎吗？应如何预防？

乙型肝炎患者可以结婚，乙型肝炎的传染性不强，主要传播途径是由血液传播和母婴传播。医学工作者曾观察过我国乙型肝炎患者配偶中乙型肝炎的感染情况，发现多数乙型肝炎患者的配偶不仅没有患乙型肝炎，而且对乙型肝炎病毒产生了抗体；只有不到10%的乙型肝炎配偶感染乙型肝炎并发病，多数为急性肝炎，不会发展成慢性乙型肝炎，只有极少数人成为慢性乙型肝炎病毒感染者；其子女患乙型肝炎的概率较高（占77.5%）。这是因为多数成年人机体对乙型肝炎病毒的免疫力是正常的。尽管这样，医生仍建议乙型肝炎病毒感染者的配偶应在结婚前检查乙型肝炎病毒的血清学指标。如抗–HBs阴性，应先注射乙型肝炎疫苗，待体内产生了足够的抗–HBs抗体后再结婚。其次，乙型肝炎病毒感染者最好在肝功能正常时结婚。因为结婚时的劳累和婚后过多的性生活可能会使乙型肝炎患者的肝损害加重，严重者可演变成为重型肝炎。急性乙型肝炎未愈或乙型肝炎活动期的患者，暂时不宜结婚，要等疾病治愈或稳定后才能结婚。由于肝炎病毒可以存在于精液、经血和阴道分泌物中，因此，新婚夫妇一方患肝炎，可借性交而相互传染。所以，无病毒携带的配偶要去医院做下乙型肝炎两对半检查，如果是抗–HBs阳性，即配偶本身有抵抗能力，可以像健康人一样过性生活；若配偶HBsAg及抗–HBs均为阴性，则表示配偶本身无乙型肝炎抵抗能力，就应尽早注射乙型肝炎疫苗以产生抗体。有很多资料证明了乙型肝炎病毒可能通过性交途径传播。因为精液和阴道分泌物中都可能含有乙型肝炎病毒，而性交中造成的黏膜损伤则形成病毒入血的通道。虽然经性途径感染乙型肝炎的比率只有10%~20%，但比起双方都是健康人的夫妻感染机会要大很多倍。因此性生活时要注意以下问题：①不采用某些特殊的不良性交方式，患妇科疾病时或月经期避免性交；②过性生活时使用安全套，避免因阴道分泌物或精液带有乙型肝炎病毒而传染对方，同时还可避孕；③性生活适度。适度的性爱会使患者身心愉悦，有助于乙型肝炎患者的康复，但不可过度。性生活中，身体处于高度兴奋状态，所需能量也迅速增加，这对肝炎患者的康复不利。如果肝炎患者在性生活后，出现肝区疼痛、乏力，或检查时发现肝功能异常，应延长性生活间隔时间，甚至暂时停止性生活。

乙型肝炎孕妇产后可以哺乳吗？

决定是不是可以哺乳的主要因素是要看乳母体内的乙型肝炎病毒是不是在继续复制、母体病情是不是稳定。而目前确定病毒是不是复制的重要指标是乙型肝炎脱氧核糖核酸（HBV DNA）、病毒基因前 S_2 蛋白（pre-SAb）、乙型肝炎e抗原（HBeAg）等指标是不是阳性，阳性则显示病毒在继续复制，此时孕妇把乙型肝炎病毒传染给婴儿的概率较大。

1.不可哺乳的情况

（1）HBsAg、HBeAg阳性或HBsAg、HBeAg、HBcAb阳性（俗称"大三阳"）。

（2）肝功能异常，B超检查肝脏有实质性损害，就不应该进行哺乳，即使其他的乙型肝炎病毒标志物属于阴性，也不适宜喂养婴儿。

2.可以或部分可以哺乳

（1）乙型肝炎表面抗原（HBsAg）单纯阳性的部分乳母可以哺乳。如果血清中的HBV DNA阴性，肝功能没有异常，B超检查肝脏无器质性改变者。

（2）HBsAg阳性的同时伴乙型肝炎表面抗体（HBsAb或称抗-HBs）阳性者，这种状况时间一般短暂，其他乙型肝炎系统复制物均是阴性的产妇，乳汁没有传染性，是安全的。

（3）HBsAg、乙型肝炎e抗体（HBeAb）、HBcAb阳性（俗称"小三阳"）产妇的乳汁部分可以喂养婴儿。这样的情况下，最好再进行检查HBV DNA、pre-SAb等，如果是阳性，则产妇的乳汁不可用于喂养婴儿。

（4）新生儿接种乙型肝炎疫苗后不一定可以接受母乳。注射乙型肝炎疫苗一般需要6个月完成免疫，只有产生抗体的婴儿体内抗体才能达到有效保护浓度。

（5）婴儿已经在宫内感染乙型肝炎病毒者可以接受哺乳。出生的婴儿经血清检查证实已经感染了乙型肝炎病毒，就没有再禁止哺乳的意义。

3.经特殊治疗之后可以哺乳

（1）注射乙型肝炎疫苗、高效价免疫球蛋白有一定的效果。在婴儿出生后24小时内除正常接种乙型肝炎疫苗外，另外加种高效价免疫球蛋白200单位，这样就有可能预防通过乳汁感染乙型肝炎。但这种情况仍然存在一定的危险性。

（2）采取联合免疫多重阻断方法后，携带乙型肝炎病毒的产妇可以为婴儿哺乳。经有关试验表明妊娠晚期多次肌注乙型肝炎免疫球蛋白可明显降低母血中HBsAg滴度，同时减低了其新生子宫内感染概率。但应该注意的是，乳头有出血和溃疡都不宜用母乳喂养，且哺乳前母亲的双手应消毒。

杀灭乙型肝炎病毒的常用方法有哪些？

乙型肝炎病毒（HBV）的消毒处理对控制乙型肝炎的传播具有十分重要的意义。HBV的抵抗力较强，煮沸10分钟或高压蒸气均可灭活HBV。含氯制剂、环氧乙烷、戊二醛、过氧乙酸和碘伏等也有较好的灭活效果。近年来的研究发现，HBV对多种常用的消毒方法均很敏感，如98℃热水消毒，2分钟即可使HBV灭活而失去感染性；常用的含氯制剂如0.5%的次氯酸钠1分钟即可使乙型肝炎病毒去氧核糖核酸聚合酶（HBV DNAP）灭活。既肯定又确切，且配制容易，使用方便，易于推广。这一切，都极大地充实了HBV消毒方法。高压蒸汽可以说是杀灭HBV既简便易行，又完全彻底的方法。但因许多物品、器材经不起高压蒸气消毒，故又推荐采用对金属无腐蚀作用的戊二醛消毒被污染的器械（如电镜、内窥镜等），效果相当满意，但价格昂贵。对不耐高温的物品，像疫苗与抗生素等，目前则采用γ射线、伦琴射线和电子辐射消毒。这些射线能穿透塑料制品的包装，可达到完全杀灭病毒的目的；但常使人造纤维失去张力，使一些药品色泽改变，故也难在国内推广。

接种了乙型肝炎疫苗后就不会得肝炎了吗？有什么需要注意的？

人类是乙型肝炎病毒的唯一宿主，当安全、有效、足量的乙型肝炎疫苗提供接种使用时，多数情况下将对控制乙型肝炎病毒的传播起到决定性作用。需要注意的事项如下。①疫苗接种前应先充分摇匀，疫苗可呈现轻微混浊。但是如有安瓿破裂，容量不足、变质，有摇不散的块状物，超过疫苗有效期的疫苗产品均不得使用。乙型肝炎疫苗应在2~8℃条件下储存和运输，严禁冻结，冻融后的乙型肝炎疫苗不得使用。②仅注射一次乙型肝炎疫苗是不可以的。③打完3次后只有到医院检查后方可明确机体是否产生抗体。④接种了乙型肝炎疫苗后，不一定都能预防乙型肝炎病毒感染和乙型肝炎发病，只有注射疫苗后能产生足量抗体，才有预防作用，足量抗体指乙型肝炎病毒表面抗体滴度要在1∶10以上。⑤注射后产生的保护性抗体也不是永久性的，一般只能维持3~5年，以后必须在医生指导下再加强注射。免疫成功的标志是乙型肝炎表面抗体转为阳性，接种者可定期复查乙型肝炎三系统，只要表面抗体依然存在，证明免疫能力依然存在。一般情况下，注射乙型肝炎疫苗后不会影响日常工作和生活，至今尚未见有关于注射后引起严重不良反应的现象，只有少数人出现接种部位红肿、硬结、疼痛，手臂酸重或发热、恶心、呕吐、乏力、皮疹等与一般疫苗接种大致相仿的轻微反应，多在1~3天内可自愈。注射乙型肝炎疫苗时需要注意以下几个方面。①疫苗注射前需要检查"两对半"，原则上是在未感染乙型肝炎病毒的前提下注射。②乙型肝炎疫苗的注射需要避开各种感染期。③疫苗注射期间应禁在没有医生指导下的用药。④乙型肝炎疫苗注射后1周建议饮食清淡有营养，避免饮酒等。⑤乙型肝炎疫苗注射后1周注意休息，不宜过劳。以上这些因素都有可能影响疫苗的注射效果，需要注意。

慢性乙型肝炎患者服用哪些类药物可能引起病情加重，如何预防？

1.易引起肝损伤的药物

引起肝功能损伤的药物较多，肝病患者应用时需谨慎，具体包括如下几种。

（1）西药中常见的伤肝药物：①抗生素类，占药物性肝病的24%~26%，能造成肝损害的抗生素较多，如抗结核药物利福平、异烟肼等；大环内酯类药，如红霉素、螺旋霉素等。②解热镇痛药物，解热镇痛剂类药物引起的肝损害约占11.1%。阿司匹林、保泰松、水杨酸盐类、醋酸酮、吲哚美辛等，其中，以对乙酰氨基酚较常见。正常剂量下并不造成肝细胞损伤，但服用剂量过大，或肝脏中谷胱甘肽缺乏时可导致中毒性肝炎。酒精可诱发对乙酰氨基酚造成的肝损害。③降糖药物，格列本脲、拜糖平等。④心血管用药，维拉帕米、阿普林定等。⑤抗肿瘤药物：丝裂霉素、放线菌素D、环磷酰胺等。⑥抗精神病药物，占药物性肝病的9%~11%。其中，以氯丙嗪、卡马西平、丙戊酸钠、氟哌啶醇、丙米嗪较常见。氯丙嗪具有直接的肝毒性，导致肝细胞变性、坏死及炎性反应。临床上可服药后5周内发生急性肝炎或胆汁淤积。丙戊酸钠，临床上11%患者用药后1~2个月内可出现氨基转移酶升高，部分可出现严重肝病。此外，氟哌啶醇和丙米嗪可导致肝汁淤积性肝损害。⑦抗甲亢药物，甲巯咪唑、甲亢平等。⑧激素类药物引起的肝损害约占药物性肝病的3%。以雌激素和雄激素最为多见。其他药物，如抗心绞痛药物胺碘酮、马来酸派克昔林、硝苯地平等可引起磷脂沉积症或酒精中毒样肝病；5-氟尿嘧啶或5-氟脱氧尿苷可造成肝内外胆管狭窄，引起硬化性胆管炎；维生素A中毒可致肝窦周纤维化甚至肝硬化。

（2）中药中常见的伤肝药物：中药一向被人们认为不良反应少，然而随着中草药及中成药的广泛应用，一些中药的不良反应时有发生。据不完全统计，可造成中毒的单味药达百余种，而能引起肝损害的中药也被不断发现，约占肝损害的8.3%。①易导致急性肝炎的中药：如何首乌、老虎节、蜈蚣粉、金不换、白屈菜等；②抗风湿中药：如雷公藤、昆明山海棠、苍耳子等，表现为中毒性肝坏死；③杀虫解毒药：如千里光、川楝子、贯众、四块瓦、藤黄等；④软坚散结、化瘀的中成药：用于治疗乳房肿块、甲状腺癌或甲状腺肿、子宫肌瘤等肿块的中成药均属于此类，可能引起肝损伤。相关药物有百消丹、华佗再造丸、大活络丹、疳积散。

2.药物性肝损害的预防

（1）用药前必须慎重选择的问题：对抗生素类、抗肿瘤药及解热镇痛药等易导致过敏性肝损害的药物，选用前应慎重权衡。凡化学合成的新药，无中毒病例报告，仍有发生过敏性肝损害危险，选用前应警惕。含同种或异种蛋白的生物制剂，偶可发生过敏性肝损害，不可忽视。凡用药量偏大或用药时间过长，则产生过敏性肝损害机会增多，切不可忽视。凡过敏体质患者，在选用药物种类，决定用药量及给药途径时，应更加慎重。同时服用多种药物时，要警惕药物在体内代谢过程中可能形成新的肝毒性产物。妊娠期用解热镇痛药或其他化学制剂，畸胎率可倍增，也易诱发药物产生肝损害。处于细菌感染高潮期或肿瘤切除术后者，易产生药物过敏反应，应先考虑用药。已证明对肝有毒性影响的药物，应尽量避免选用。

（2）给药及服用药物时应尽量避开下述情况：除特殊需要外，应避开空腹或饥饿状态下服用；已处于营养缺乏状态下，应避免应用有肝毒性药物；服药期间避免大量饮酒，或饮酒后服药；中年以上者机体对药物解毒功能下降，用药后应严密观察功能变化；所用药物应尽量避免与苯巴比妥或氯丙嗪长期同服；麻醉药、安眠药、镇痛药、磺胺类及抗癌药等不宜长期连用。

（3）利用或避开药物代谢的相互作用来防止不良反应，可用皮质激素来防止或减轻大多数药物性肝损害；联苯双酯与抗癌药同服，有预防药物性肝损害的作用；对氨基水杨能阻滞异烟肼的乙酰化，故可减轻或防止肝损害；巴比妥剂在肝内分解，某些药物与巴比妥类同服，可加重肝损害乃至肝坏死；有肝损害异常者，用吗啡类、巴比妥类、氨盐、麻醉药、强利尿剂易诱发肝脏昏迷，应禁用；长期用四环素类及皮质激素类药物，易引起脂肪肝，应注意。

特殊人群的乙型肝炎应如何预防？

乙型肝炎病毒主要经过血液、亲密接触、母婴垂直等方式进行传播，无免疫人群普遍易感。然而，相对于普通人而言，一些特殊人群，如新生儿、儿童、青少年、孕妇、老人、残疾人等由于抵抗力相对较低，更易感染乙型肝炎病毒，因此，这类人群对乙型肝炎的预防尤为重要。

1992年，我国即将乙型肝炎疫苗列入儿童免疫规划，2005年开始，新生儿免费接种乙型肝炎疫苗。目前，新生儿全程接种率达到80%。

儿童及青少年是乙型肝炎预防的重点人群，因其绝大部分为在校学生，人员密集，易引起广泛传播。原卫生部2011年4月公布的最新调查显示，我国人群乙型肝炎感染率已从1992年的9.75%降至2011年的7.18%，全国现有乙型肝炎感染者9300余万。1~4岁儿童感染率最低，仅0.96%；15~59岁人群感染率仍高达8.57%，是乙型肝炎高发人群。从上述数据可以发现，新生儿乙型肝炎疫苗的全程接种率的提高，有效地降低了1~4岁儿童的乙型肝炎感染率。但是，15岁以上的青少年感染率仍然不容乐观。

孕妇比一般妇女更易患病毒性肝炎，其主要原因是妊娠后胎儿生长发育所需大量营养全靠母体供应，造成孕妇的肝脏负担大大加重，抗病能力也随之明显下降。注射乙型肝炎疫苗是预防乙型肝炎最有效的方法，对孕妇也是如此。孕前均需先检查HBsAg、抗-HBs和抗-HBc，凡是这三项检测均阴性、氨基转移酶正常的备孕期妇女，在怀孕前都应该注射乙型肝炎疫苗。按0、1、6程序进行接种。妊娠妇女如上述病毒标志物阴性，主张从妊娠23周起实施0、4、12周共3次注射乙型肝炎疫苗，每次10~20μg。有乙型肝炎患者密切接触史的患者，可注射乙型肝炎免疫球蛋白和乙型肝炎疫苗。

老年人（一般指60岁以上）身体各内脏器官的功能都会发生退化，其中肝脏改变亦很明显。肝脏吸收营养、代谢物质和清除毒素的能力也相应减退，肝细胞出现不同程度的老化，肝脏损伤后，肝脏的恢复能力下降。同时全身免疫功能下降，因此，老年乙型肝炎患者具有重症多、预后差的特点。因此，老年乙型肝炎的预防很重要。

乙型肝炎老年组患者本质上与非老年组在预防乙型肝炎方面无不同，包括管理传染源，切断传播途径，保护易感人群（接种乙型肝炎疫苗）三个途径。不过，大多数老年人是不需要注射乙型肝炎疫苗，因为我国老年人大多已经感染过乙型肝炎病毒。有人对一组60岁以上老年人进行调查，发现他们血液中的乙型肝炎病毒感染标志达60%~80%，有的是乙型肝炎病毒携带者，有的是抗 –HBs 阳性，后者说明已感染了乙型肝炎病毒并获得了免疫。

如何预防肝硬化及肝癌？

肝硬化是慢性乙型和丙型肝炎的严重后果。我国乙型肝炎是肝硬化的主要病因，慢性乙型肝炎演变成肝硬化需要多年的过程，从感染到硬化形成多在30~40年以上，这是一个估计数值，由于个体差异，每个人的具体情况也不同，一个乙型肝炎患者最终能否演变成肝硬化，客观上取决于患者的遗传基因、免疫状态，HBV复制、变异等因素，主观上取决于治疗是否及时、得当以及患者的心态。在慢性HBV感染者中，每年有2%~3%的患者发展为肝硬化，而肝硬化中每年有4%~5%的患者将发展至失代偿期肝硬化，5年累计发生率约16%，肝硬化患者中每年肝癌的发生率为3%~10%，慢性乙型肝炎、代偿期和失代偿期肝硬化的5年病死率分别为0%~2%、14%~20%和70%~86%。据推算，中国慢性乙型肝炎患者中，25%~40%最终死于肝硬化或肝癌。

肝炎病毒，尤其是乙型肝炎病毒与肝癌的关系早为人们所关注，大量的临床和实验室研究发现HBV与肝癌的关系甚为密切。HBV的流行与肝癌的全球地理分布接近，HBV高发流行区同样是肝癌的高发区，如非洲、东南亚；日本和我国是HBV的中高感染区。肝癌患者血清HBV标志阳性率明显高于健康人群，其HBsAg阳性率达90%以上；前瞻性研究发现，HBV携带者的肝癌发生率明显高于正常人群，Muri 估计HBsAg携带者患肝癌的危险性至少比健康人群大100倍，但与其他恶性肿瘤无关。

因此，对慢性乙型肝炎患者进行积极、系统、长期干预和治疗，将会最大限度地减少本病所带来的危害，并最大限度地节省因慢性肝病所消耗的巨大医疗资源。

（1）病原学的治疗：对慢性HBV携带者自然史的研究，当患者一旦出现对其体内病毒进入免疫反应期，可以发生重型肝炎以至进展为肝硬化。因此，对慢性HBV携带者应定期进行肝功能、上腹部B超等实验室及功能检查，甚至肝组织学检查（若患者年龄大于40岁），对出现肝炎临床表现或肝组织学显示大于或等于G_2炎症坏死或纤维化病变时，应积极地进行抗病毒治疗，长期最大限度地抑制HBV的复制，是延缓或阻止疾病进展的关键。已经批准用于治疗慢性乙型肝炎的药物包括两类：干扰素α和核苷类似物。前者包括普通干扰素α和PEG-IFN-α。后者包括拉米夫定、阿德福韦、替比夫定、恩替卡韦、替诺福韦酯等。可根据患者疾病所处的阶段、既往抗病毒治疗情况、药物的效力和耐药性、年龄等具体情况来选择不同的抗病毒药物。

（2）中医中药：中医中药治疗慢性乙型肝炎在我国应用广泛。中医对乙型肝炎的病因病机及辨证论治，已经形成了一套完整的理论体系。中医学认为病因包括外因（湿热疫毒）和内因（郁怒伐肝、饮食不节等）。病机主要是由于感受疫疠之邪而致的脏腑功能失调、阴阳失衡、气血运行失常。归纳而言为湿、热、瘀、毒、虚。根据不同证型辨证论治以清热、化湿、凉血、解毒、疏肝理气、软坚、化痰、利水、攻下、益气、温阳、滋阴养血等，达到祛除病邪，调畅气血，扶助正气的目的。所以中医中药在预防慢性乙型肝炎进展为肝硬化方面有一定作用。

（3）注意休息，调畅情志：休息是治疗肝病的一种重要措施，也是预防肝病进展的重要方法。慢性乙型肝炎患者可以参加正常的工作，参与一般的活动，但要防止工作和活动导致过度疲劳；尽量不要熬夜，中医认为"卧则血归于肝"，肝得到血的濡养，才能发挥正常的生理功能。患者的精神情志活动与疾病的康复密切相关。乐观的情绪，有助于改善病情，精神抑郁，可以使病情恶化。慢性乙型肝炎患者首先要对本病有正确的认识，即如果慢性乙型肝炎得到及时有效的治疗，乙型肝炎患者可以有健康人的生活质量，从而避免不良情绪。

（4）饮食调养：黄曲霉素自20世纪60年代发现以来，一再证实可诱发动物的肝癌，流行病学调查表明，黄曲霉素与人类肝癌发病率相关，且存在着剂量关系。黄曲霉素主要污染花生、玉米等作物，因此防止粮食霉变、减少污染食物及其制品的摄入量以及改变饮食习惯都能有效地降低黄曲霉素暴露水平，降低肝癌的发生率。生活中的一些饮食也有预防肝癌的作用，有研究表明多吃禽类和鱼类以及富含β胡萝卜素的食物可能降低患肝癌的风险。另外，戒烟、限酒、改善饮食和饮水卫生条件、补硒、饮茶和咖啡也被证明有一定的预防肝癌的效果。

此外，定期检查肝功能、HBV DNA、B超、肝纤维化指标、AFP等，以了解HBV DNA活动与否，进展情况，及时调整治疗方案，防止疾病迅速进展。

慢性乙型肝炎常见并发症的预防方法有哪些？

1. 胃肠损害

病毒性肝炎和肝炎后肝硬化常并发胃损害，临床可见胃溃疡、胃黏膜损害和胃出血等表现，肠道损害有肠道炎症、溃疡等。

肝病患者容易发生胃肠损害的机制尚不确定，认为和以下几个方面有关：自主神经调节功能紊乱、胃黏膜微循环障碍、内毒素的作用、肠道菌群失调。此外，还有HBV病毒本身导致的损害有关，HBV可在胃黏膜内复制和整合，可能是引起胃黏膜组织损害的因素。

长期慢性肝病可以导致门静脉高压，因此可以引起门脉高压胃，门脉高压胃的特征性表现为：胃黏膜表面有多发性小红斑绕以淡黄色网状区域，构成一种镶嵌图案状，即呈"花斑样"改变，又有描述成牛肉样红色病出血点，红色和白色相间呈网状图形，主要在胃近端。慢性肝病患者轻度的结肠炎多限于乙状结肠和直肠，镜检改变很少，尸检可见整个肠壁水肿和点状出血。

胃损害患者的症状和体征多不明显，有的患者甚至发生消化道出血时方被胃镜检查发现。因此，患者多无明确主诉或仅有上腹不适、腹胀、胃痛、嗳气、反酸、胃灼热等症状，中上腹常有局限性压痛区等。上消化道出血可表现急性大出血，也可表现为持续性或间歇性少量出血。慢性肝炎患者的结肠炎一般表现为腹胀、腹痛和腹泻，原因不明的轻度腹泻占30%，有一种特殊表现为大量腹泻，每天可丧失8L左右等渗的低蛋白液体，肠道菌群却无显著改变，也有部分患者大便秘结。

为了预防慢性肝炎并发胃肠损害及胃肠损害的反复发生，要注意以下几点。

（1）避免精神紧张：心理因素对胃肠炎症及溃疡影响很大。精神紧张、情绪激动，或过分忧虑对大脑皮质产生不良的刺激，使得丘脑下中枢的调节作用减弱或丧失，引起自主神经功能紊乱，不利于食物的消化和溃疡的愈合。保持轻松愉快的心境，是治愈的关键。

（2）要讲究生活规律，注意气候变化：生活要有一定规律，不可过分疲劳，劳累过度不但会影响食物的消化，还会妨碍炎症消退及溃疡的愈合。胃肠损害的患者一定要注意休息，生活起居要有规律。

（3）注意饮食卫生：不注意饮食卫生、偏食、挑食、饥饱失度或过量进食冷饮冷食，或嗜好辣椒、浓茶、咖啡等刺激性食物，均可导致胃肠消化功能紊乱，不利于溃疡的愈合。注意饮食卫生，做到一日三餐定时定量，饥饱适中，细嚼慢咽，是促进炎症消退和溃疡愈合的良好习惯。

（4）要避免服用对胃黏膜有损害的药物：有些药物，如阿司匹林、地塞米松、泼尼松、吲哚美辛等，对胃黏膜有刺激作用。可加重胃溃疡的病情，应尽量避免使用。如果因疾病需要不得不服用，可向医生说明，改用他药；或配合些其他辅助药物；或放在饭后服用，减少对胃的刺激。

（5）在保肝利胆、抗病毒等常规治疗的基础上，积极治疗胃肠并发症，以防胃肠炎症或溃疡反复发生。结合临床症状和体征，分别给予受体阻滞剂或质子泵阻滞剂与胃肠动力药，如西咪替丁、雷尼替丁、法莫替丁、奥美拉唑、甲氧氯普胺、多潘立酮、西沙比利等，结肠炎发作时，应用适量糖皮质激素后，症状可迅速好转，但停药后易复发。

2.肝源性糖尿病

肝脏是维持血糖代谢平衡的重要器官，所以肝脏的实质性病变有可能导致糖代谢紊乱而诱发糖尿病的发生。这种继发于肝实质损害（病毒性肝炎、肝硬化和肝癌患者）的糖尿病称之为肝源性糖尿病。临床上常以高血糖症、高胰岛素血症而血中C肽浓度正常为特点，典型的多饮、多食、多尿症状多不具备，且酮症酸中毒、微血管病变等并发症少见。这些都使得肝源性糖尿病得不到重视。

研究显示，糖代谢紊乱程度和肝病轻重程度及其病因有关，通常会随着肝病进展逐渐出现以糖耐量减退、餐后血糖增高为主的糖尿病以及空腹喝餐后血糖均升高的糖尿病。20%以上的肝硬化患者在诊断5年内并发显性糖尿病。肝源性糖尿病的发病机制尚不清楚，目前认为有关的机制有：肝炎病毒的直接损害，肝脏病变时与糖代谢有关的酶活性异常，外周组织胰岛素受体数目减少，周围组织对胰岛素的敏感性降低，产生胰岛素抵抗等。此外，病毒性肝炎使用干扰素抗病毒治疗期间，也可诱发胰岛素依赖型糖尿病的发生，可能是干扰素诱发胰岛素的自身免疫性反应，产生自身免疫性抗体，破坏胰岛细胞。

肝源性糖尿病病情的轻重与肝炎本身的严重程度有关。肝硬化早期的肝源性糖尿病往往是亚临床的，可没有症状，多于体检或诊治肝病时发现，化验仅表现为胰岛素抵抗和糖耐量异常。随着肝脏病变进展，逐渐出现糖尿病的症状，也可因肝炎症状的掩盖，而使得糖尿病"三多一少"表现得不明显。

对于肝源性糖尿病的治疗，要兼顾肝损害和糖尿病两个方面，在治疗肝病的同时使血糖得到控制。

首先，教育患者正确地认识及对待疾病，积极配合治疗。教会患者掌握自我监测手段，能正确地调整饮食和用药，会处理药物的不良反应，使患者在医生指导下进行自我调节和治疗，以争取较好的预后。

其次，糖尿病患者饮食结构应以高碳水化合物、低脂肪、低蛋白、高纤维膳食为主，肝源性糖尿病的饮食治疗原则上与之相似，但既要适合糖尿病又要适合肝病。每日饮食总热量要根据患者体重、年龄、性别、有无并发症、劳动强度、工作性质而定，保持体重稳定于理想范围，维持正常的工作和活动能力。肝病不十分严重，可以耐受高蛋白饮食者，原则上尽量给予高蛋白饮食，对糖尿病和肝病都有利。

第三，糖尿病患者需配合适量的运动治疗，活动时间不宜过长，且在餐后30分钟后进行，餐后2小时后保持相对安静。总之，以运动后肝功能维持良好为度。

第四，控制血糖方面，原则上乙型肝炎患者禁用口服降糖药，主要因为多数药物存在肝损害。尽量早用胰岛素，不但有效降低血糖，还可有利于肝细胞修复、肝功能恢复。但对病情较轻的患者通过调整和控制饮食和口服 α-糖苷酶抑制剂可以较好地控制血糖。若使用胰岛素应尽量选用短效胰岛素，剂量由小到大，并注意监测血糖的变化以调整胰岛素的用量。

早期治疗有效，预后良好。积极治疗基础疾病，以天然食物和粗加工食物为主，应含有适量的聚糖。适当的体力活动也是必要的。定期做健康检查，及时发现，早期正确治疗为争取良好预后的先决条件。

3. 甲状腺功能亢进

肝脏在甲状腺激素代谢（结合、排泄、周围脱碘及合成甲状腺激素结合蛋白）方面有着重要的作用，且肝脏是甲状腺激素作用的器官，因此各种急慢性病毒性肝病时甲状腺功能紊乱。最常见有甲状腺功能亢进、甲状腺功能减退。

病毒性肝炎并发甲亢的机制尚不完全清楚，有以下几种观点：损害的肝脏对甲状腺激素的衰变功能降低，甲状腺激素转化率随之降低，血液循环中激素增高；肝炎病毒直接损害甲状腺；病毒性肝炎使用干扰素抗病毒治疗期间，干扰素诱发产生自身免疫性抗体可诱发甲亢等。

病毒性肝炎合并甲亢可见于任何年龄，30~50岁最多见。临床表现复杂多样，既有病毒性肝炎的全身疲乏、食欲下降、尿黄等症状，也有消瘦、体重下降、多汗、手颤等表现，但多食、易饥等甲亢症状不突出。

病毒性肝炎合并甲亢易造成肝损害及甲亢加重，应早期预防甲亢的发生，并既病早期治疗、防止甲亢加重。积极治疗原发病，即乙型病毒性肝炎，是预防的关键。抗病毒方面应慎用干扰素，在干扰素治疗之前检查甲状腺功能，根据甲状腺功能决定治疗方案，因为干扰素可诱发自身免疫性抗体的产生，诱发或加重甲亢。应避免精神诱因，注意生活规律、劳逸结合、正确面对来自生活和工作各方面的压力，学会给自己减压和调节自己的情绪。多种感染都可能损害身体，也会导致甲亢的发生，所以，要注意锻炼身体，提高身体抵抗力，防止病菌侵入。另外，要少用含碘药物或碘制剂。要做到饮食有节、起居有常，顺应自然规律，加之适当的体育锻炼，来增强机体的免疫功能。补充充足的水分，忌咖啡、浓茶等兴奋性饮料。多吃一些含钾、钙丰富的食物，注意营养搭配，预防甲亢的发生。

合并甲亢之后，病毒性肝炎病情常加重，若只治疗肝炎而不治疗甲亢，患者的肝功能很难改善，甚至进展为重型病毒性肝炎，甲状腺功能恢复正常后，肝炎的症状体征常较易缓解和消失，肝功能亦较易恢复正常，故应同时合理治疗肝炎和甲亢。除一般治疗外，抗甲状腺药物应在严密监测肝功能下使用，因抗甲状腺药物如常用的咪唑类的甲巯咪唑和卡比马唑，硫脲类的甲硫氧嘧啶与丙硫氧嘧啶主要在肝脏代谢，可加重肝功能的损害，所以使用时应根据患者肝病程度酌情调整剂量。

4. 乙型肝炎病毒相关性肾炎

乙型肝炎病毒感染可引起多种多样的肝外病变，肾小球肾炎是常发生在 HBV 感染后的一种疾病。HBV 相关性肾小球肾炎是 HBV 与抗体产生相应的抗体结合形成的免疫复合物，在肾小球内沉积而引起的一系列肾脏疾病。其病理类型以膜型肾病最为常见。其次是膜增生性肾小球肾炎，系膜增生性肾小球肾炎少见。

HBV 相关性肾炎多见于小儿，但也可见于成人。多在学龄前期及学龄期起病，男孩明显多于女孩。多隐匿起病，往往偶然查尿才发现异常，水肿多不明显，无明显尿少，但也有少数患者呈明显凹陷性水肿并伴腹水。几乎均有镜下血尿，并持续存在，往往尿蛋白阴转后镜下血尿仍可持续一段时间，部分患者在此基础上出现发作性肉眼血尿。患者均有不同程度的蛋白尿，蛋白尿表现出较大的波动性，时轻时重，对肾上腺皮质激素一般无反应。高血压一般不明显，主要见于病变为膜增生性肾小球肾炎患者。

HBV 相关性肾炎自然病程各不相同，从自发缓解到进展为慢性终末期肾衰竭，但总体预后良好，随着乙型肝炎疫苗普遍接种，乙型肝炎相关性肾炎明显减少，说明预防乙型肝炎是防治 HBV 相关性肾炎的最佳途径。

对于 HBV 相关性肾炎的治疗，包括肝炎和肾炎的治疗。其中肾小球肾炎治疗以肾上腺皮质激素和免疫抑制剂治疗为主，常用的有糖皮质激素、来氟米特。糖皮质激素虽然在许多原发性肾小球肾炎的治疗中起着重要作用，但慢性乙型肝炎患者使用会导致病毒复制增强，故对轻中度蛋白尿患者应尽量避免使用肾上腺皮质激素及免疫抑制剂，以免加重病毒复制。吗替麦考酚酯毒副作用较小且效果确切，所以当需要用免疫抑制治疗时可适当减少激素用量而加用吗替麦考酚酯。

HBV 相关性肾炎患者在接受免疫抑制剂治疗前，不论 HBV DNA 阳性与否，应选用一种直接抗病毒药物进行预防性治疗。疗程应从免疫抑制开始至免疫抑制治疗接受后至少12周停药。主张选用一种核苷类似物，如拉米夫定、阿德福韦酯、替比夫定、恩替卡韦或干扰素。

5. 胆道感染

胆道感染是病毒性肝炎最常见并发症之一，急性乙型肝炎早期有80%合并胆道病变，可随着感染迅速恢复。慢性肝炎约半数患者，在失代偿期肝硬化和肝衰竭患者几乎均有胆道感染，只是程度不同。重型病毒性肝炎并发胆道感染也较为常见，容易被重型肝炎本身症状或其他感染所掩盖而漏诊。

乙型病毒性肝炎合并胆道感染，大多数是细菌或病毒感染所致，部分患者致病菌为真菌和寄生虫。致病菌以革兰阴性菌为主，主要为大肠埃希菌。胆管炎的发生主要与肝炎病毒对胆管的直接侵害，免疫损害，胆囊收缩功能障碍，免疫力低下有关。其临床表现常不典型，以消化道症状多见，可有低热、畏寒、胆囊区压痛等。

病毒性胆管炎是可逆的，对肝炎的疾病过程和治疗效应并无明显不良反应；继发的细菌性胆管炎则迁延难愈。故乙型病毒性肝炎在合并胆道感染之前，应预防感染的发生。预防胆道感染要做到以下几点。

（1）注意饮食卫生：不食用生食或未煮熟的食物，宜饮用开水，防止感染发生。

（2）合理调配食谱：不宜过多食用含动物脂肪类食物，如肥肉和动物油等，以防胆汁排泄障碍，导致胆管炎症；当有肠虫（主要为蛔虫）时，及时应用驱虫药物，用量要足，以防用药不足，蛔虫活跃易钻入胆道，造成阻塞，引起急性胆囊炎。

（3）加强身体锻炼，提高机体免疫力：定期参加体育锻炼，来预防疾病的发生发展，正所谓"正气存内，邪不可干""邪之所凑，其气必虚"。当今社会人们生活、工作压力越来越大，工作和生活节奏普遍较快，高强度的工作、辛苦的劳作会大量消耗机体能量，损血耗气，伤害肝脏，容易产生疲劳，而疲劳时机体自身抵抗力降低，邪毒疫疠之气容易侵入机体，产生疾病。因此，在日常生活中，要注意休息，及时消除疲劳，保证充足的睡眠。

（4）当炎症出现时，及时应用有效的抗生素：抗生素应选择在血液和胆汁中浓度较高，偏重选用革兰阴性菌和厌氧菌有效的抗生素，如常用的有氨苄西林、第三代头孢菌素及喹诺酮类；伴厌氧菌感染者，可加用甲硝唑静滴。此外，利胆治疗，促进胆汁排泄，也有利于疾病的恢复。

6. 自发性细菌性腹膜炎（SBP）

自发性细菌性腹膜炎（SBP）是肝硬化腹水、重型肝炎、暴发性肝衰竭患者一种常见而严重的并发症，是由致病菌经肠道、血液或淋巴结系统引起的腹腔感染。自发性腹膜炎在肝硬化腹水患者中发病率较高，达10%~30%，在重型肝炎患者中发生率为17.7%~47%，大多数患者发病在医院内，是医院感染的主要类型之一。

自发性细菌性腹膜炎感染的细菌主要来源于肠道，其发病机制尚不明确，可能与以下几个方面有关。①病毒长期存在，使得机体免疫系统功能受损，宿主防御功能减弱。②肝硬化门脉高压患者，由于肝内外功能及解剖上的分流，使得经胃肠道进入血液的细菌绕过肝脏的单核细胞系统。③肝硬化门脉高压患者由于肠黏膜瘀血、水肿导致肠黏膜组织结构和通透性受损、肠道菌群失调、免疫功能降低或肠黏膜功能损伤导致细菌易位。自发性细菌性腹膜炎除了与疾病的严重程度有关外，高血清胆红素血症、消化道出血、腹水中蛋白水平低均为重要的致病因素。

自发性细菌性腹膜炎起病可急，但多隐匿；全身中毒症状多不明显；多为中低度发热，寒战多不常见；多见腹胀且部位不明确。大多数症状轻微，体征可有压痛和反跳痛。SBP患者可无任何临床征象，其能否早期发现和及时诊断取决于医生的警惕性。若肝硬化腹水患者出现腹痛、发热、腹胀、腹部压痛，发生无法解释的临床症状恶化，如精神状态改变、肾功能不全、血流动力学指标不稳定等更应怀疑SBP。

自发性腹膜炎可使肝脏功能受损加重，且病死率很高，院内死亡率达20%~40%，预后欠佳，且易复发并加重已有的肝损害，诱发其他严重的并发症如上消化道出血、肝肾综合征、肝性脑病、DIC等，故临床强调对患者采取预防措施。

预防性治疗，包括抗菌药预防与非抗菌预防性治疗。

（1）抗菌药预防：首次罹患SBP幸存者，SBP 1年复发率高达70%。国际腹水研究会（IAC）和美国肝病研究学会（AASLD）《指南》均推荐长期应用抗菌药以预防SBP复发。目前主张一旦SBP得到控制即应口服喹诺酮类预防性治疗，直至患者腹水消失或接受了肝移植。

肝硬化合并消化道出血者此类患者各种感染的发生率明显上升；一旦感染，再出血的危险加大，且难以止血，可能与脓毒症相关凝血病有关。IAC、AASLD和美国胃肠病学会（AGA）一致主张不管患者有无腹水，均应短期给予抗菌药。一般口服诺氟沙星每次0.4g，2次/日；连用7天或用至出院。不能口服用药者改静脉注射。

（2）非抗菌预防性治疗

①促胃肠动力药：西沙必利可加速胃肠运动，能减少肝硬化大鼠的肠道菌群过度生长（IBO）和细菌易位（BT）；也能减少肝硬化患者的IBO，但未能明显降低细菌感染的发生率。

②β受体阻断药：肾上腺素可抑制小肠动力，普萘洛尔缩短大鼠小肠输送时间，减少IBO和BT。尚无证据表明β受体阻断药能减少SBP的发生，但已证实药物在降低门静脉压的同时常伴SBP发生率降低。

③益生素和益生原：能维护固有肠道菌群的构成，抑制各种致病菌的生长、糖基化，抑制上皮细胞黏合及侵入，减少炎性细胞因子，刺激宿主免疫，增强宿主抵抗力，激活肝脏和腹膜巨噬细胞，提高小肠免疫功能，强化小肠黏膜屏障。但其减少肝硬化动物模型BT的作用尚无定论。值得注意的是，曾有服用益生菌诱发乳酸杆菌败血症的个案报告。

④胆汁酸：除有消化作用外，肝汁酸还能影响肠道菌群和小肠黏膜完整性。人类或啮齿类动物胆管阻塞后肠道菌群增殖，黏膜损伤，导致BT。肝硬化时因肠道菌群的去结合作用，使肠腔内胆汁酸浓度降低，给肝硬化腹水大鼠服用结合胆汁酸，可减少IBO、BT和内毒素血症，提高肝硬化腹水大鼠存活率。

7. 肝性脑病

肝性脑病，以往称为肝昏迷，是由肝功能严重失调或障碍所致，以代谢紊乱为主要特征的中枢神经系统功能失调综合征。有肝功能失调或障碍的患者，出现神经、精神症状，在排除其他大脑疾病后，即可诊断为肝性脑病。临床表现为意识障碍、行为异常、昏迷，可有扑翼样震颤、构音障碍、病理反射、血氨升高、特征性脑电图异常（高幅慢波）。

大部分肝性脑病由肝硬化引起，也包括治疗肝硬化门脉高压的外科门体分流手术，若将亚临床肝性脑病计算在内，由肝硬化引起的肝性脑病达70%，小部分肝性脑病可见于重型病毒性肝炎、中毒性肝炎及药物性肝病的急性或暴发性肝功能衰竭阶段。

其发病机制尚不明确，主要有几种学说：氨中毒学说、γ-氨基丁酸学说、假神经递质学说、氨基酸代谢失衡学说、幽门螺旋菌感染等。而上消化道出血、大量排钾利尿、放腹水、高蛋白饮食、安眠镇定药、麻醉药、便秘、外科手术、感染等是肝性脑病的常见诱因。

肝性脑病诱因明确且容易消除诱因者，如出血、缺钾等的预后较好，肝功能较好，做过分流手术，因进食高蛋白食物而引起的门体分流性脑病预后较好。但有腹水、黄疸、出血倾向，肝功能较差的患者预后也较差。若能早期预见性治疗，清除诱因，可避免肝性脑病的发生和进一步发展，提高患者生存质量。

预防肝性脑病最重要的是及时发现并消除诱因。肝病患者平时应保持大便通畅，密切注意患者异于平常的性格改变，尽早发现前驱期症状，做出积极的治疗及护理措施，防止肝性脑病的发生和进一步发展。

饮食指导应注意以下几点。①给予高热量饮食：热量不够时，机体处于"饥饿状态"，蛋白质分解代谢增强，氨基酸生成及产氨过多，从而增加肝性脑病发生的危险性。故要保证每日热量供应，以碳水化合物为主。对食欲差，难以经胃肠补充糖液的患者给予适量的支链氨基酸。其主要在骨骼肌、心肌、大脑内代谢，可使蛋白质分解减少，合成增多。②控制饮食中蛋白质摄入量：有肝性脑病病史的患者主要限制蛋白质摄入，以免引起负氮平衡。适当提高植物蛋白的给予量，动物蛋白宜增加含氨少的食品，如牛奶、蛋类，或动植物混合性蛋白饮食结构为佳。③充足的维生素供给，尤其是维生素C的供给量应更多一些，以利于解毒，低蛋白饮食常会导致钙、铁、维生素B、维生素K等缺乏，应在饮食之外予以补充。

此外，要严密观察病情，及时发现肝性脑病的诱因，并进行实验室检查（查血氨、肝肾功能、电解质），及时发现，早期治疗，防止肝性脑病进展。

附　录

常用检验项目及其临床意义

		正常值	异常值意义
肝功能	丙氨酸氨基转移酶	7~40 U/L	增高提示肝炎、肝硬化、肝癌、脂肪肝、胆囊炎、胆管炎、心肌梗死等
	天门冬氨酸氨基转移酶	13~35 U/L	增高提示急慢性肝炎、肝硬化、肝癌、心肌梗死、心肌炎
	谷草转氨酶同工酶	2.8~6.2 U/L	
	γ-谷氨酰基转移酶	7~45 U/L	增高提示肝脏疾病、胆囊炎、胆结石、梗阻性黄疸、胰腺癌
	碱性磷酸酶	35~100 U/L	
	总胆红素	0.0~23.0 μmol/L	增高提示黄疸
	直接胆红素	0.0~4.0 μmol/L	
	间接胆红素	0.0~21.0 μmol/L	
	前白蛋白	200~400 mg/L;	降低提示肝脏合成功能受损或营养不良
	白蛋白	35~51 g/L	降低提示急性肝炎、肝硬化、肝癌及其他肿瘤性疾病、肾病综合征、营养不良及吸收障碍
	球蛋白	20.0~40.0 g/L	增高提示肝炎、肝硬化、慢性炎症;降低提示免疫缺陷、使用免疫抑制剂
	白蛋白/球蛋白	1.2~2.4	降低提示肝脏损害、肝硬化及自身免疫性疾病
	胆碱酯酶	4000~12600 U/L	降低提示急慢性肝炎、肝硬化、肝癌或肝内胆汁淤积
	纤维连接蛋白	246~652 mg/L	降低提示急慢性肝炎、肝硬化
凝血功能	血浆凝血酶原时间	10.4~12.6 s	延长提示凝血因子缺乏;缩短提示心梗、脑血栓等高凝状态

续表

		正常值	异常值意义
凝血功能	血浆部分凝血活酶时间	22.3~32.5 s	延长提示肝炎、肝硬化、肝癌或肝衰竭； 缩短提示高凝状态、血栓或血小板增多症
	凝血酶时间	14~21 s	
	纤维蛋白原	1.80~3.50 g/L	升高提示脂肪代谢异常或血栓性疾病； 降低提示慢性肝炎、肝硬化
	D-二聚体	0.0~0.5 μg/ml	增高提示血栓性疾病
	血浆抗凝血酶Ⅲ活性测定	79.4%~112.0%	增高提示白血病等急性出血期或口服抗凝药； 降低提示慢性肝病或心绞痛、心肌梗死
肝纤维化	血清透明质酸酶	0.0~120.0 ng/ml	增高提示肝纤维化、肝硬化
	血清层粘连蛋白测定	0.0~130.0 ng/ml	
	人Ⅲ型前胶原肽测定	0.0~15.0 ng/ml	
	血清Ⅳ型胶原测定	0.0~95.0 ng/ml	
乙肝八项	乙肝表面抗原	0.0~0.05 IU/ml	阳性提示乙型肝炎病毒感染
	乙肝病毒表面抗体	0.0~10.0 mIU/ml	阳性提示机体对乙型肝炎病毒有免疫力
	乙肝病毒e抗原	0.0~1.0 S/CO	阳性提示病毒复制能力受到抑制，传染性较低
	乙肝病毒e抗体	>1.0 S/CO	阳性提示病毒复制能力较强，传染性高
	乙肝病毒核心抗体	0.0~1.0 S/CO	阳性提示感染过乙型肝炎病毒
	乙肝病毒核心抗体IgM	0.0~1.0 S/CO	阳性提示近期感染乙型肝炎病毒

续表

		正常值	异常值意义
乙肝八项	乙肝病毒外膜蛋白前S1抗原	阴性	阳性提示乙型肝炎病毒复制和传染性较强
	乙肝病毒外膜蛋白前S1抗体	阴性	阳性提示乙型肝炎病毒感染状态有所缓解
乙肝病毒定量	乙肝病毒定量	低于检测下限＜50.0IU/ml	增高提示乙型肝炎病感染，依据增高的程度判断乙型肝炎病毒复制及传染性强弱
乙肝分型	乙肝分型	A B C D	A型主要分布在北欧、北美和中非；B、C型主要在亚洲；D型主要分布在地中海地区、中东及印度；其他型在南美及非洲大陆。A型运用拉夫米定容易耐药，但使用α-干扰素的治疗效果较好；B型易发生前C区突变，是肝癌高危指标之一；其中C型复制活跃，不易发生HBeAg血清转换；D型运用拉米夫定治疗容易产生病毒变异
甲肝	抗-HAV IgM	阴性	阳性提示HAV近期感染
	抗-HAV IgG	阴性	阳性提示HAV既往感染且已有免疫力
丙肝	抗-HCV	阴性	阳性提示HCV感染
丁肝	抗-HDV IgM	阴性	阳性用于HDV早期诊断
	抗-HDV IgG	阴性	阳性提示HDV感染或既往感染过HDV
戊肝	抗-HEV IgM	阴性	阳性提示HEV感染
	抗-HEV IgG	阴性	抗HEV-IgG阳性而抗HEV-IgM阴性提示既往感染

		正常值	异常值意义
肝病自身抗体	抗核抗体	阴性	阳性提示原发性胆汁性肝硬化、系统性红斑狼疮、类风湿性关节炎等自身免疫系统性疾病
	抗平滑肌抗体	阴性	阳性提示自身免疫性肝炎、干燥综合征、类风湿性关节炎可能，肿瘤及病毒感染可呈阳性
	抗肝肾微粒体抗体	阴性	阳性提示自身免疫性肝炎可能
	抗可溶性肝抗原抗体	阴性	
肿瘤指标	甲胎蛋白	0.0~8.78ng/ml	增高提示急性肝炎、肝硬化或肝癌
	甲胎蛋白异质体	0.0~10.0	增高提示原发性肝癌
	癌胚抗原	0.0~5.0 ng/ml	增高提示肝癌、大肠癌、胰腺癌等
	糖类抗原CA72-4	0.0~8.2 U/ml	增高提示胃癌、肠癌、胰腺癌、肝癌
	糖类抗原CA19-9	0.0~39.0 U/ml	增高提示胰腺癌、胆囊癌、胆管癌
	糖类抗原CA242	0.0~20.0 U/ml	增高提示胰腺癌、直结肠癌
	铁蛋白	11.0~306.8 ng/ml	增高提示急性肝炎、肝癌、肺癌；降低提示缺铁性贫血、失血
	异常凝血酶原间	11.12~50.90 μg/L	增高提示肝细胞肝癌
血常规	红细胞	儿童：$(4.2~5.2) \times 10^{12}$/L 成人男：$(4.0~5.5) \times 10^{12}$/L 成人女：$(3.5~5.0) \times 10^{12}$/L	增多提示真性红细胞增多、大量失液；降低提示失血、慢性肝病
	血红蛋白	男：120~165g/L 女：110~150g/L	
	白细胞	$4.0~10.0 \times 10^{9}$/L	增高提示炎症；降低提示肝硬化、血液病
	中性粒细胞	40.0~75.0%	
	中性粒细胞绝对计数	$1.80~6.30 \times 10^{9}$/L	

续表

		正常值	异常值意义
血常规	血小板	（125~320）×10⁹/L	升高提示脾切除术后、血小板增多症； 降低提示脾亢、慢性乙型肝炎、慢性丙型病毒性肝炎、肝硬化
尿常规	尿胆原	阴性–弱阳性	阳性提示肝炎、肝细胞或溶血性黄疸
	尿胆红素	阴性	阳性提示肝细胞及阻塞性黄疸
肝脏超声			肝实质回声增粗提示慢性肝炎、肝纤维化、肝硬化
肝脏弹性超声		2.8~7.4kPa	≥9.4提示显著肝纤维化 ≥12.4提示进展性肝纤维化 ≥17.5提示早期肝硬化
肝穿刺活组织检查			G_1–G_4分别表示轻微活动、轻度活动、中度活动、重度活动； S_1–S_4分别表示纤维纤维化、轻度纤维化、中度纤维化、早期肝硬化或肯定的肝硬化